国家出版基金项目
NATIONAL PUBLICATION FOUNDATION

Academic Research Series of Famous
Doctors of Traditional Chinese
Medicine through the Ages

"十三五"国家重点图书出版规划项目

中医历代名家学术研究丛书

主编 潘桂娟

刘昉

杨 萌 尹东奇 编著

全国百佳图书出版单位
中国中医药出版社
·北京·

图书在版编目（CIP）数据

中医历代名家学术研究丛书 . 刘昉 / 潘桂娟主编；
杨萌，尹东奇编著 . — 北京：中国中医药出版社，
2022.5
ISBN 978-7-5132-6672-7

Ⅰ . ①中…　Ⅱ . ①潘…　②杨…　③尹…　Ⅲ . ①中医临
床—经验—中国—宋代　Ⅳ . ① R249.1

中国版本图书馆 CIP 数据核字（2021）第 007828 号

中国中医药出版社出版
北京经济技术开发区科创十三街 31 号院二区 8 号楼
邮政编码　100176
传真　010-64405721
河北品睿印刷有限公司印刷
各地新华书店经销

开本 880×1230　1/32　印张 5.5　字数 143 千字
2022 年 5 月第 1 版　2022 年 5 月第 1 次印刷
书号　ISBN 978-7-5132-6672-7

定价　49.00 元
网址　www.cptcm.com

服 务 热 线　010-64405510
购 书 热 线　010-89535836
维 权 打 假　010-64405753

微信服务号　zgzyycbs
微商城网址　https://kdt.im/LIdUGr
官 方 微 博　http://e.weibo.com/cptcm
天猫旗舰店网址　https://zgzyycbs.tmall.com

如有印装质量问题请与本社出版部联系（010-64405510）
版权专有　侵权必究

2005 年国家重点基础研究发展计划（973 计划）课题"中医学理论体系框架结构与内涵研究"（编号：2005CB532503）

2009 年科技部基础性工作专项重点项目"中医药古籍与方志的文献整理"（编号：2009FY120300）子课题"古代医家学术思想与诊疗经验研究"

2013 年国家重点基础研究发展计划（973 计划）项目"中医理论体系框架结构研究"（编号：2013CB532000）

国家中医药管理局重点研究室"中医理论体系结构与内涵研究室"建设规划

"十三五"国家重点图书、音像、电子出版物出版规划（医药卫生）

2021 年度国家出版基金资助项目

项目来源及国家重点图书出版计划

前言

　　中医理论肇始于《黄帝内经》《难经》，本草学探源于《神农本草经》，辨证论治及方剂学发轫于《伤寒杂病论》。在此基础上，历代医家结合自身的思考与实践，提出独具特色的真知灼见，不断革故鼎新，充实完善，使得中医药学具有系统的知识体系结构、丰富的原创理论内涵、显著的临床诊治疗效、深邃的中国哲学背景和特有的话语表达方式。历代医家本身就是"活"的学术载体，他们刻意研精，探微索隐，华叶递荣，日新其用。因此，中医药学发展的历史进程，始终呈现出一派继承不泥古、发扬不离宗的繁荣景象。

　　中国中医科学院中医基础理论研究所，自 2008 年起相继依托 2005 年国家重点基础研究发展计划（973 计划）课题"中医学理论体系框架结构与内涵研究"、2009 年科技部基础性工作专项重点项目"中医药古籍与方志的文献整理"子课题"古代医家学术思想与诊疗经验研究"、2013 年国家重点基础研究发展计划（973 计划）项目"中医理论体系框架结构研究"，以及国家中医药管理局重点研究室（中医理论体系结构与内涵研究室）建设规划，联合北京中医药大学等 16 所高等院校及科研和医疗机构的专家、学者，选取历代具有代表性或学术特色突出的医家，系统地阐释与解析其学术思想和诊疗经验，旨在发掘与传承、丰富与完善中医理论，为提升中医师临床实践能力和水平提供参考和借鉴。本套丛书即是由此系列研究阶段性成果总结而成。

　　综观历史，凡能称之为"大医"者，大都博览群书，学问淹博赅洽，集百家之言，成一家之长。因此，我们以每位医家的内容独立成书，尽可能尊重原著，进行总结、提炼和阐发。本丛书的另一个特点是，将医家特色学术观点与临床实践相印证，尽可能选择一些典型医案，用以说明理论的实践价值，便于临床施用。本丛书列选"'十三五'国家重点图书、音像、电子出版物出版规划""医药卫生"类项目，收载民国及以前共102名医家。第一批61个分册，已于2017年出版。第二批41个分册，申报2021年国家出版基金项目已获批准，出版在即。

丛书各分册作者，有中医基础和临床学科的资深专家、国家及行业重点学科带头人，也有中青年骨干教师、科研人员和临床医师中的学术骨干，来自全国高等中医药院校、科研机构和临床单位。从学科分布来看，涉及中医基础理论、中医各家学说、中医医史文献、中医经典及中医临床基础、中医临床各学科。全体作者以对中医药事业的拳拳之心，共同努力和无私奉献，历经数年完成了这份艰巨的工作，以实际行动切实履行了"继承好、发展好、利用好"中医药的重大使命。

在完成上述科研项目及丛书撰写、统稿与审订的过程中，研究团队暨编委会和审订委员会全体成员精益求精之心始终如一。在上述科研项目负责人、丛书总主编、中国中医科学院中医基础理论研究所潘桂娟研究员主持下，由常务副主编陈曦副研究员、张宇鹏副研究员及各分题负责人——翟双庆教授、钱会南教授、刘桂荣教授、郑洪新教授、邢玉瑞教授、马淑然教授、文颖娟教授、陆翔教授、杨卫彬研究员、崔为教授、江泳教授、柳亚平副教授、王静波副教授等，以及医史文献专家张效霞教授，分别承担或参与了团队的组织和协调，课题任务书和丛书编写体例的起草、修订和具体组织实施，各单位课题研究任务的落实和分册文稿编写、审订等工作。编委会多次组织工作会议和继续教育项目培训，推进编撰工作进度，确保书稿撰写规范，并组织有关专家对初稿进行审订；最终，由总主编与常务副主编对丛书各分册进行复审、修订和统稿，并与全体作者充分交流，对各分册内容加以补充完善，而始得告成。

2016 年 2 月，国家中医药管理局颁布《关于加强中医理论传承创新的若干意见》，指出要"加强对传承脉络清晰、理论特色鲜明的古代医家的学术思想研究"。2016 年 2 月，国务院颁布《中医药发展战略规划纲要（2016—2030 年）》，强调"全面系统继承历代各家学术理论、流派及学说"。上述项目研究及丛书的编写，是研究团队对国家层面"遵循中医药发展规律，传承精华，守正创新"号召的积极响应，体现了当代中医人敢于担当的勇气和矢志不渝的追求！通过此项全国协作的系统工程，凝聚了中医医史、文献、理论、临床研究的专门人才，培育了一支专业化的学术队伍。

在此衷心感谢中国中医科学院及其所属中医基础理论研究所、中医药信息研究所、研究生院，以及北京中医药大学、陕西中医药大学、山东中医药大学、云南中医药大学、安徽中医药大学、辽宁中医药大学、浙江中医药大学、成都中医药大学、湖南中医药大学、长春中医药大学、黑龙江中医药大学、南京中医药大学、河北中医学院、贵州中医药大学、中日友好医院 16 家科研、教学和医疗单位对此项工作的大力支持！衷心感谢中国中医科学院余瀛鳌研究员、姚乃礼主任医师、曹洪欣教授与北京中医药大学严季澜教授在项目实施和本丛书出版过程中给予的悉心指导与支持！衷心感谢中国中医药出版社有关领导及华中健编辑、芮立新编辑、伊丽蓉编辑、鄢洁编辑及丛书编校人员的辛勤付出！

在本丛书即将付梓之际，全体作者感慨万千！希望广大读者透过本丛书，能够概要纵览中医药学术发展之历史脉络，撷取中医理论之精华，承绪千载临床之经验，为中医药学术的振兴和人类卫生保健事业做出应有的贡献！

由于种种原因，书中难免有疏漏之处，敬请读者不吝批评指正，以促进本丛书的不断修订和完善，共同推进中医历代名家学术的继承与发扬！

《中医历代名家学术研究丛书》编委会

2021 年 3 月

凡
例

一、本套丛书选取的医家，为历代具有代表性或特色思想与临床经验者，包括汉代至晋唐医家 6 名，宋金元医家 19 名，明代医家 24 名，清代医家 46 名，民国医家 7 名，总计 102 名。每位医家独立成册，旨在对医家学术思想与诊疗经验等内容进行较为详尽的总结阐发，并进行精要论述。

二、丛书的编写，本着历史、文献、理论研究有机结合的原则，全面解读、系统梳理和深入研究医家原著，适当参考古今有关该医家的各类文献资料，对医家学术思想和诊疗经验加以发掘、梳理、提炼、升华、概括，将其中具有理论意义、实践价值的独特内容阐发出来。

三、丛书在总体框架上，要求结构合理、层次清晰；在内容阐述上，要求概念正确，表述规范，持论公允，论证充分，观点明确，言之有据；在分册体量上，鉴于每个医家的具体情况不同，总体要求控制在 10 万～ 20 万字。

四、丛书的每一分册的正文结构，分为"生平概述""著作简介""学术思想""临证经验"与"后世影响"五个独立的内容范畴。各分册将拟论述的内容按照逻辑与次序，分门别类地纳入以上五个内容范畴之中。

五、"生平概述"部分，主要包括医家姓名字号、生卒年代、籍贯等基本信息，时代背景、从医经历以及相关问题的考辨等。

六、"著作简介"部分，逐一介绍医家的著作名称（包括现存、已经亡佚又经后人辑复的著作）、卷数、成书年代、主要内容、学术价值等。

七、"学术思想"部分，分为"学术渊源"与"学术特色"两部分进行论述。前者重在阐述医家之家传、师承、私淑（中医经典或前代医家思想对其影响）关系，重点发掘医家学术思想的历史传承与学术渊源；后者主要从独特学术见解、学术成就、学术特点等方面，总结医家的主要学术思想特色。

八、"临证经验"部分，重点考察和论述医家学术著作中的医案、医论、医话，并有选择地收集历代杂文笔记、地方志等材料，从中提炼整理医家临床诊疗的思路与特色，发掘、总结其独到的诊治方法。此外，还根据医家不同情况，以适当方式选录部分反映医家学术思想与临证特色的医案。

九、"后世影响"部分，主要包括"学术影响与历代评价""学派传承（学术传承）""后世发挥"和"国外流传"等内容。其中，对医家的总体评价，重视和体现学术界共识和主流观点，在此基础上，有理有据地阐明新见解。

十、附以"参考文献"，标示引用著作名称及版本。同时，分册编写过程中涉及的期刊与学位论文，以及未经引用但能体现一定研究水准的期刊与学位论文也一并列出，以充分体现对该医家研究的整体状况。

十一、附以丛书全部医家名录，依照时间先后排列，以便查验。

十二、丛书正文标点符号使用，依据中华人民共和国国家标准《标点符号用法》（GB/T 15834—2011）。医家原书中出现的俗字、异体字等一律改为简化正体字，个别不能对应简化字的繁体字酌予保留。

《中医历代名家学术研究丛书》编委会

2021 年 3 月

内容提要

刘昉，字方明，赐名旦，海阳县（今广东省潮州市）人，约出生于北宋大观二年（1108），卒于宋绍兴二十年（1150）。刘昉是宋朝著名文学家、政治家、医学家，官至龙图大学士。刘昉博采众长，曾协助其父刘允编辑《刘氏家传方》。其后在此基础上，汇集诸家著作之精华，并融入自己数十年的临床心得，编著而成宋以前儿科集大成之作——《幼幼新书》。该书以儿科疾病为纲目，收集宋及以前儿科专著和综合医著中的儿科专论，又辑录大量已亡佚的早期儿科史料，保存了古代儿科的原貌。其中，许多民间传方及私人藏方，除对临床具有较高的参考价值外，更具有重要的文献价值，因而产生了广泛而深远的影响。日本学者丹波元胤在《中国医籍考》中称此书为"最伟大的儿科专著"。本书内容包括刘昉的生平概述、著作简介、学术思想、临证经验、后世影响等。

刘昉，字方明，赐名旦，海阳县（今广东省潮州市）人，约出生于北宋大观二年（1108），卒于宋绍兴二十年（1150）。刘昉是宋朝著名文学家、政治家、医学家，官至龙图大学士。刘昉博采众长，曾协助其父刘允编辑《刘氏家传方》。其后在此基础上，汇集诸家著作之精华，并融入自己数十年的临床心得，编著而成宋以前儿科集大成之作——《幼幼新书》。该书以儿科疾病为纲目，收集宋及以前儿科专著和综合医著中的儿科专论，又辑录大量已亡佚的早期儿科史料，保存了古代儿科的原貌。其中，许多民间传方及私人藏方，除对临床具有较高的参考价值外，更具有重要的文献价值，因而产生了广泛而深远的影响。日本学者丹波元胤在《中国医籍考》中称此书为"最伟大的儿科专著"。

本次整理研究，以"刘昉""幼幼新书"为关键词，检索中国知网（CNKI）、万方数据库、维普中文科技期刊数据库，查到 1962～2018 年期间相关期刊论文 14 篇，会议论文 1 篇，学位论文 2 篇。研究内容涉及以下 4 方面：①刘昉生平事略的研究。刘昉身为宋朝名臣，出身名门望族，早年及第。由于史料记载的不同，生卒年等内容有所差异。学者主要对刘昉的名、字、号及生卒年进行考证，并明晰其为官经历。②《幼幼新书》的研究。刘昉的医学著作有《幼幼新书》和《刘氏家传方》，而《刘氏家传方》是从《幼幼新书》辑复而成。已发表的论文，对《幼幼新书》进行了整理研究。③刘昉学术思想研究。概括性地对刘昉的主要学术思想进行阐释，但很少有深入探究其临证经验

的。④刘昉轶事研究。关于刘昉的事迹，史料上流传下来的非常少，潮汕
地区有些相关戏曲、歌曲、剧目，均是根据传说所改编。张长民曾在 19 世
纪 80 年代，做了一系列有关潮汕地区医书的研究，其中包括《幼幼新书》
和《刘氏家传方》。2012 年，靳士英主编的《岭南医药启示录》一书，也有
关于刘昉生平的一些珍贵资料。

综上所述，对于刘昉的研究，多集中在其生平事略和文献学史料方面，有
关其学术思想及临床经验的研究很少。为了深入挖掘刘昉的学术思想和临床经
验，笔者在充分研读《幼幼新书》与《刘氏家传方》基础上，参考相关文史资
料、医家著作，结合文献梳理等方法，对刘昉的学术思想进行了研究。

本项研究依据的刘昉著作版本：

①刘昉.幼幼新书［M］.陈履端编订.北京：中医古籍出版社，1981.

②刘昉.幼幼新书［M］.曹洪欣，郑金生，柳长华，校.北京：中医
古籍出版社，2005.

本书在编写过程中得到了潘桂娟教授与钱会南教授的指导和帮助。在
收集相关资料时，得到了王晓芳、赵宇浩、董丹阳、周冠辰、邢婷、张良
凤、沈陈杭、沈宸宸、李佳漫、常青的帮助，在此一并表达最衷心的感谢。

同时衷心感谢参考文献的作者及支持本书编写的各位同仁！

南京中医药大学　杨萌　尹东奇

2021 年 6 月

生平概述   001
一、时代背景   002
二、生平纪略   005

著作简介   009
一、《幼幼新书》   010
二、《刘氏家传方》   016

学术思想   017
一、学术渊源   018
 （一）根植经典   018
 （二）家学传承   023
 （三）广纳诸家   023
二、学术特色   025
 （一）广收博采，集宋以前儿科成就 025
 （二）校注辑录，保存医籍原貌 027
 （三）构建儿科体系   028
 （四）明确儿童特点及用药原则 030
 （五）反对夸大"婴病调母"法 031
 （六）温病学术思想的形成 032
 （七）重视孕妇身心调养 034
 （八）图文并茂以利传承 035
 （九）重视小儿养护   041
 （十）五脏辨证   042

目
录

临证经验 045

一、治法多样 046

 （一）内治法 046

 （二）外治法 047

二、新生儿护理 052

 （一）新生儿养护 052

 （二）护理脐带 053

 （三）哺乳之法 054

 （四）去胎毒法 055

三、新生儿疾病 056

 （一）脐风 057

 （二）新生儿鹅口疮 058

 （三）胎寒 058

 （四）胎热 059

四、急慢惊风 060

 （一）急惊风 062

 （二）慢惊风 064

 （三）慢脾风 065

 （四）其他 066

 （五）病案 067

五、痫 072

 （一）候痫法与截痫法 073

 （二）痫证分类 074

 （三）痫证的前期防治 076

（四）痫证发作期治疗　　　　　　　081

六、小儿咳嗽　　　　　　　　　　　083

七、小儿疮疹　　　　　　　　　　　087

（一）病因　　　　　　　　　　　087

（二）表现　　　　　　　　　　　087

（三）辨证　　　　　　　　　　　088

（四）治疗　　　　　　　　　　　089

（五）预防　　　　　　　　　　　090

八、热证　　　　　　　　　　　　　094

（一）实热　　　　　　　　　　　094

（二）虚热　　　　　　　　　　　097

九、癥瘕积聚等　　　　　　　　　　101

（一）癥瘕癖气　　　　　　　　　101

（二）积聚　　　　　　　　　　　102

（三）宿食与伤饱　　　　　　　　105

（四）病案　　　　　　　　　　　106

十、疳证　　　　　　　　　　　　　106

（一）疳证的分类　　　　　　　　107

（二）五疳　　　　　　　　　　　108

（三）无辜疳　　　　　　　　　　110

（四）诸疳异证　　　　　　　　　110

十一、泄泻　　　　　　　　　　　　112

（一）分论泄泻与痢疾　　　　　　112

（二）泄泻的分类　　　　　　　　114

（三）病案   117

十二、痢疾   120

（一）痢疾分类   121

（二）痢疾的治疗   126

十三、血疾淋痔   128

（一）小儿血证   129

（二）大小便异常   132

（三）病案   138

十四、虫证   139

（一）蛔虫   139

（二）蛲虫   140

（三）寸白虫   140

（四）病案   140

十五、刘氏家传经验   141

学术影响   145

一、历代评价   146

二、后世发挥   148

三、国外流传   150

参考文献   151

刘昉

生平概述

刘昉，字方明，赐名旦，海阳县（今广东省潮州市）人，约出生于北宋大观二年（1108），卒于宋绍兴二十年（1150）。刘昉是宋朝著名文学家、政治家、医学家、官至龙图大学士。刘昉博采众长，曾协助其父刘允编辑《刘氏家传方》。其后在此基础上，汇集诸家著作之精华，并融入自己数十年的临床心得，编著成宋以前儿科集大成之作——《幼幼新书》。该书以儿科疾病为纲目，收集宋及以前儿科专著和综合医著中的儿科专论，又辑录大量已亡佚的早期儿科史料，保存了古代儿科的原貌。其中，许多民间传方及私人藏方，除对临床具有较高的参考价值外，更具有重要的文献价值，因而产生了广泛而深远的影响。日本学者丹波元胤称此书为"最伟大的儿科专著"。

一、时代背景

宋朝多位皇帝崇尚医学，因此医学得到了很大的发展。如《宋史·太祖纪》记载："太宗尝病亟，帝往视之，亲为灼艾，太宗觉痛，帝亦取艾自灸。"描述了宋太祖赵匡胤亲自为宋太宗赵光义艾灸之事。宋太宗赵光义在《御制太平圣惠方·序》中曰："朕昔自潜邸，求集名方，异术玄针，皆得其要。兼收得妙方千余首，无非亲验，并有准绳。贵在救民，去除疾苦。并偏于翰林医官院，各取到经手家传应效药方，合万余道……亲阅方书，俾令撰集，冀溥天之下，各保遐年，同我生民，跻于寿域。"可见，宋代帝王，不仅自己喜爱医学，而且诏令收集名方、校刊医书，所颁行医书次数之多，达中国历史之最。据李经纬统计，自宋太祖建隆元年至宋末帝赵昺祥兴二年（960-1279），宋代皇帝和政府发布的医学诏令有830次之多。其中，北宋时期535条，南宋时期302条。这样的记录，超过中国历史上任何一个朝代。北宋嘉祐二年（1057）创立官办的校正医书局，先后校订了《神农本草经》《甲乙经》《伤寒论》等典籍。这些经典著作的校订刊行，对当时及其后的医学发展起到了重要的作用，而且对当时整个社会校定图书之风，亦起到了导向作用。所谓"上之所好，下必甚焉"，宋代士大夫关注医药学的社会风气日益兴盛。如清·石韫玉《重刊宋本洪氏集验方·序》记载："宋祖宗之朝，君相以爱民为务，官设惠济局，以医药施舍贫人，故士大夫亦多留心方书，如世所传《苏沈良方》、许学士《本事方》之类，盖一时风尚使然。"当时文人、士大夫阶层普遍重视医学，如文彦博、司马光、庄季裕等都撰有医学著作。士大夫阶层尤喜收集医方，如贾黄中编《神医普救方》、王怀隐编《太平圣惠方》、王衮编《博济方》、陈师文编《和剂局方》、史堪编《史载之方》、苏轼和沈括编《苏沈良方》等。

宋代出现了中国医学史上第一位著名儿科专家——钱乙，以及以钱乙为代表的一批儿科医家，在儿科学方面取得了突出的成就。11世纪，北宋政府在太医局设立"小方脉"，即儿科，标志着儿科作为独立的学科得以成立。这一时期的儿科著作也相当丰富，如钱乙积40年临床经验，著成《小儿药证直诀》；董汲将治疗儿科斑疹的经验，著成《小儿斑疹备急方论》；还有阎孝忠的《阎氏小儿方论》、张涣的《小儿医方妙选》等儿科著作相继问世。综合类书籍如《太平圣惠方》《圣济总录》等，也包含丰富的儿科内容。

此外，宋太宗还提出了禁巫术的政令，在民间积极宣传医药卫生知识，同时严惩用巫术骗人钱财的巫医，虽然其治理并不彻底，但也从一定程度上推动了宋代医药学的发展。

然而，12世纪初叶，女真族崛起于白山黑水之间，建立金国，并很快消灭了辽国。此后，金兵不断南侵，终于在北宋靖康元年（1126）迫使宋室南迁，结束了史称"北宋"167年的统治。金兵占据了北宋时期文化科学高度繁荣的中原地区，并与南宋政权连年战争，给人民带来了深重的苦难。在此期间，刘昉宦海浮沉，辗转各地为官，从政之余，也有机会收集、研读各地书和家传方，在阅读大量医书后，刘昉发现鲜有儿科医集，加之金兵入侵，北方战乱，民不聊生，刘昉所见小儿疾患，世无良医，大批医书被毁于战火，深感收集医书、整理医书、保留医书之紧迫，于是呕心沥血，以极为严谨的态度，集门人编撰《幼幼新书》。

宋室南迁之后，在中国的南北方，医学发展形成了差异很大的两种风格。原先以官方整理集成、校勘出版医籍为主要业绩的北宋医学，随着北宋的灭亡而告终。此后的金、南宋，乃至元蒙朝廷，都很少像北宋时期那样关注医学的发展。

北宋以后，医学发展的重心转向临床。中原地区曾是北宋时期的科技文化中心，虽然北宋灭亡了，但其科技文化发展的雄厚基础并没有因此而摧毁。在被疫病和战争困扰的北方，一批有着丰富医学理论知识的临床医生开始探讨与临床相关的各种治疗问题，并由此引发了医学争鸣。这就是所谓的"医之门户分于金元"。河间学派和易水学派是当时最有影响的两大医学流派，刘完素、张元素、李东垣、张从正是金元之际卓然成家的代表人物。他们的学术成就为中医治疗开拓了新的道路。

与此同时的南宋地区，医学的发展很少有波澜。追求简约是这一时期医学发展的大气候。《太平惠民和剂局方》的流行，是当时社会上喜好香燥之药的反映。"局方医学"，成为南宋地区医学的主流。此后，另一本颇为流行的医书是王硕的《易简方》，该书只收载30余首方剂，却希冀以此应付千变万化的临床治疗。就是这样一本小册子，却盛行到诸方书皆废的程度，而被当时的医界奉为"近世名医之薮"。在病因学、诊断学等方面，其求简之风亦颇为盛行。陈言《三因极一病证方论》中提出了一系列的医学简约主张，如病因概为内因、外因、不内外因，本草约以名、德、性、用，而脉学则简以浮、沉、迟、数等。以浮、沉、迟、数四脉为纲，是南宋时西原脉派的学术宗旨。这种简易之风，虽可在一定程度上方便临床使用，但从长远看来，难免有淡化中医学基础之虞，在南宋外族入侵的大环境下，更会令有志之士产生文化断根的担忧，于是就出现了如《幼幼新书》《妇人良方大全》《证类本草》之类的本草与临床结合的集成之作，这些著作虽缺乏对医学理论的突破，但对当时及以后的医学传承与发展有着重要的意义。

二、生平纪略

关于刘昉出生的确切年代，尚无定论。一般资料记载，出生于北宋元丰三年（1080）；据泰国《刘氏族谱》记载，刘昉出生于北宋治平元年（1064）。刘成英在《粤东桃坑刘氏家族史》中考证，刘昉年少时，曾于北宋政和五年（1115）至北宋重和二年（1119），随父刘允在桂州读书，当时留下了一些石碑可证，又于族谱中考证得知：刘昉出生时，其父刘允年三十左右。故而，推断刘昉大约出生于北宋徽宗大观二年（1108）壬子。

刘昉出生于士大夫之家，系中山靖王后裔，其祖辈世代为官清廉，高祖刘表在咸平四年（1004）举贤良方正，官大理寺评事。曾祖父刘默，景佑二年（1035）举五经拜文林郎，化州推官。祖父刘可俊，五马朝请大夫。父刘允，绍圣四年（1097）进士正奏第三甲，任循州（今广东省龙川县）户曹，改知程乡（今广东省梅州市），权知化州（今广东省化州县），赠左金紫光禄大夫。《海阳县志》卷三十五列传四记载："刘允，字厚中，胸臆夷旷，博览群书，莆冠四，荐礼闱登绍圣四年进士，任循州户曹，厘剔宿弊……所著文存者二百余篇。"《粤大记》载:"刘允,字厚中,海阳人。胸臆夷旷,于经史百家,以至天文、地理、医卜诸书,莫不赅贯。"刘允为官以廉洁著称,被誉为"潮州八贤"之一。靖康元年(1126)卒于家中。刘昉弟刘景,曾任台州、南雄二州知府,特加银青光禄大夫。刘昉受其家庭影响,自幼勤读,博学多才,于宋徽宗宣和六年(1124)取得二甲进士,授左从事郎,此后为官26年,先后在朝廷和地方任过17个官职,即左从事郎后,继任左宣教郎、宗正丞、祠部员外郎、兼实录院检讨、礼部员外郎、太常寺少卿、荆湖转运副使、直秘阁、知虔州、知潭州太守、湖南安抚使、徽猷阁直学士、宝文阁直学士、夔州知府、龙图阁学士、知台州等官职。刘昉所到之处,皆政绩斐然。在任祠部员外郎时,曾上条奏广南社会政治利弊,升礼部员外郎。后又在任太常少卿之时,即绍兴十年(1140年),金兵屡犯边境,朝廷分成以秦桧为首和以赵鼎为首的主和主战两派,矛盾尖锐。据《宋史》记载,刘昉上奏疏论:"河南自贼豫僭窃,民受其害,恢复之初,宜简良吏,为亲民之官,使民安其生,有息肩之望。"积极支持爱国名相赵鼎的抗金主张,此论甚获朝野称赞,刘昉亦并建议巩固河南,以利北上抗击金敌。同年秋,岳飞在河南郾城大败金兵,但高宗和秦桧却令岳飞退兵,并杀害了岳飞父子。在此民族危急时刻,刘昉深明大义,坚持抗金,反对和议,终遭右谏议大夫何铸的弹劾,后因鼓动是非罪名被罢职。不久重新被起用,任荆湖转运副使,驻两湖催收财赋,兼理边防治安等事务,继而调回京都加直秘阁职衔,继任虔州知府、潭州知府。《宋史·卷四九四·蛮夷传》载:南宋绍兴十四年(1144)十月,刘昉任湖南安抚使,上奏武冈军猺人有父子相杀者,宜出兵助其父。高宗征求辅臣意见,秦桧曰:"巩轻举生事。"高宗曰:"恩威不可偏废,可怀则示之以恩;否则威之,不侵省地则已;或有所侵,奈何不举,俾知所畏哉!"奏章被采纳,于是收回被杨再兴父子侵占近20年的帅府田地,招民回归耕垦,并奏准免予赋税，史评"此功非小"。绍兴十五年（1145）升徽猷阁直学士，整理宋哲宗御集。绍兴十六年（1146）迁直宝文阁。绍兴十七年（1147）调夔州知州，在其管辖之地，重视减轻民众的赋税负担，致力于农桑，发展生产，改善人民生活，重视整修文物古迹。如修治武侯八阵图及杜甫故居，受到民众赞扬。夔州任满，加直龙图阁荣衔，故后世称刘龙图。其后再次被任命为潭州知州（一说未赴任），兼荆湖南路经略安抚使。绍兴二十年（1150）八月，刘昉病卒于潭州任所。后人用"三帅潭州，一临夔府，遗爱在湖湘"来评价他，甚是妥帖。

在潮州地区，刘昉一直被称为"刘龙图"，当地流传着许多关于他的传说。其一，戏林鉴成。讲述潮州官员林鉴成欺压当地民众，刘昉嘱其母将官袍官靴等物放于林鉴成必经之地，迫使他跪拜许久。此传说可以看作是民众对刘昉不畏强权的高尚品质的敬意。其二，骑竹马。这个故事讲述刘昉在外任官期间，每晚骑竹马回潮州，第二天再骑竹马返朝。刘昉秉性至孝，其父刘允死后，几度从京师远道回家，省视其母。"戏林鉴成"与"骑竹马"的故事，可以看作是民众表达对刘昉忠孝两全的敬意。其三，宝马故事。这个故事，即是讲述刘昉所骑之竹马的来历。其四，除妖。这个故事讲述刘昉在潭州为民除害，降服潭州妖怪，说明潭州人民爱戴刘昉。又因《幼幼新书》是刘昉在潭州辑著的，可以推断此或许是潭州人民对刘昉医术和《幼幼新书》的信赖之情。

刘昉是我国历史上为数不多的"既为良相又为良医"者。他的医术，主要继承于其父刘允，但是由于二人为官政绩显赫，史书中少有关于二人医术的记载，只能从一些事迹中推断。关于刘允的政绩，明状元林大钦云："皆足以植人伦，光史册……岁有凶歉，免民租，辨冤狱，若刘允者。"刘允任梅州知县时，值特大旱灾，刘允写《丰歉状》上奏，使朝廷免收租例，又冒险揭露徇私舞弊之事，解民大患，当地人民为刘允立祠纪念。在吴川，面对累年滞讼，数日决之，清理积案百余宗，明辨是非，释放数百位被诬陷的犯人，免 50 余人的死刑。化州人民深感恩德，亦立祠祀之。从这些史料可以看出，刘允人格高尚，有着医者对生命的尊重与关怀。刘允博阅群书，精通诗文、医卜，先后著文 200 余篇，有大量诗词传世。徽宗政和五年至重和二年间（1115-1119），刘允任桂州知府后，辞仕回家，寻访诸家从事著述，与刘昉共同编纂宋代潮州第一部医籍《刘氏家传方》（已佚），并留遗训给子孙后代："吾有书卷，宜受诵读，可以明道，可以持身，吾仕官所有者此耳。"《刘氏家传方》现散见于《幼幼新书》《永乐大典》《本草纲目》等著名古籍中。

刘昉受其家庭影响熏陶，喜爱医学方剂，尤善幼科，闲暇之时博览群书。因有感于小儿之疾苦，不只世无良医，也无全书，以致夭折者难以计数，于是，在《刘氏家传方》基础上，"取古圣贤方论，与夫近世闻人家传，下至医工技工禁方，闾巷小夫试之秘诀，无不曲意寻访，兼收并录"（《幼幼新书·序》），编撰《幼幼新书》，至 38 卷完成之时，因操劳过度，已是重病在身，卧床不起。刘昉临终之时，对其门人湘潭县太尉李庚说："《幼幼新书》未有序引，向来欲自为之，今不遑及矣！子其为我成之"（《幼幼新书·序》）。刘昉病逝后，其弟子将后两卷合为一卷，又以求子方论为卷首，共计 40 卷，于南宋绍兴二十年（1150）付梓。《幼幼新书》集宋以前儿科之大成，不但汇集了很多珍贵的儿科古籍，还保存了大量民间收集的验方与家传方。该书不仅对当今儿科临床有参考实用价值，而且具有极为重要的文献价值。

刘昉

著作简介

一、《幼幼新书》

《幼幼新书》，于南宋绍兴二十年（1150）初刊。全书总括南宋以前各种儿科文献的精华，保存了许多有价值的儿科学文献资料，收集了为数众多的民间儿科验方，内容详尽，取材广博，是当时世界上内容最完备的儿科专著，成为当时及后人学习儿科的重要参考文献。《幼幼新书》被《三因极一病证方论》列为"太医习业"书目，800多年来，始终是儿科重要的教科书，明初被辑入《永乐大典》；清代的《慎疾刍言》亦将其列为"宗传"书目。

全书按病类分为40卷，547门，每门复分为若干子目，共一百六十四万余字。其主要内容如下：

卷1～3，为总论部分，综述求端探本。内容包括：求子及小儿调理、用药和诊察特点，方书序例，病源形色。具体有25门，包括叙初有小儿、叙小儿有病与大人不殊、叙小儿方酌量药品分两、叙小儿病宜早治、叙调理小儿、叙修合药、叙用药、叙小儿气弱不可容易吐泻、叙15岁以下皆可以小方脉治之、论初受气、相寿命、三关锦纹、脉法、五脏所主病、五脏病相生刑克、五脏病四时所不宜、胎中滋养、胎中受病、禀赋之殊、得病之源、病证形候、察形色治病、治病要法等。

卷4～5，论新生儿护理及新生儿常见病证治疗，共有39门。内容包括：小儿胎教、小儿初生将护法、择乳母法（下乳、吹奶附）、乳儿法、乳母杂忌慎法、哺儿法、初哺日、浴儿法、拭儿口法、断脐法、灸脐法、裹脐法（封脐法附）、甘草法、黄连法、韭汁法、朱蜜法、牛黄法、汞粉法、猪乳法、藏衣法、剃头法、禳谢法、初生不作声、初生眼不开、初生辄死、初生不吃奶、初生吐不止、初生不小便（初生不大便附）、初生有悬痈病、初生有重舌、初生有重腭重龂、初生口中有虫、初生着噤（犯风噤附）、初生有鹅口、初生有木舌、初生有撮口、初生中脐风、初生脐肿湿（气脐、醶破脐附）、初生有脐疮等。

卷6，论先天禀赋不足导致的发育迟缓等疾病，专论初生有病，禀受诸疾，共19门。内容包括：解颅、囟不合、囟填、囟陷、滞颐、齿不生、发不生、发黄、虫胞（谓胎中头生疮，其疮有虫）、鹤节、手拳不展、脚拳不展、语吃、通睛、惛塞、行迟、语迟、龟胸、龟背等。

卷7～12，论惊忤魅啼、惊潮狂困、惊风急慢、惊钓噤病、痫论候法、五痫异治等精神、神志方面的病证，共50门。内容包括：中客忤、中人忤（犯人噤附），中马忤、被魅（继病附）、喜啼、惊啼、躯啼、夜啼、惊候、胎惊、惊热、惊积、惊虚、抽搐、狂语、惊悸、多困、急慢惊风、急惊风、慢惊风、一切惊、慢脾风、慢肝风、惊退而哑、惊退而筋脉不舒、天瘹、惊风内瘹、腹肚腹盘肠气瘹、炙二十四瘹、狮狑噤、白虎病、痫论、痫候、惊痫忤是三候、候痫法、截痫法、五脏之痫、六畜之痫、一切痫、灸痫法、痫差复发（成痫疾也）、痫差身面肿、痫差不能语、风痫、惊痫、食痫、热痫（亦名退痫躁热）、癫痫等。

卷13～17，为胎风中风，热风暑寒，伤寒变动，咳嗽诸病，寒热疟瘴诸病，共74门。内容包括：胎风、一切风、中风、中风痉、中风口噤、中风涎潮、中风四肢拘挛、中风不随（痠拽附）、中风口㖞邪僻、中风失音不语、温热、壮热、时气、温病、热病、伤风、伤暑、伤寒、囟风伤寒、夹食伤寒、夹惊伤寒自汗、头汗、伤寒咳嗽（伤寒后咳嗽附）、伤寒发喘、鼻衄、呕哕、发渴、伤寒大小便不通、伤寒发狂（余躁热发狂附）、结胸、伤寒腹痛（腹满附）、伤寒下利、伤寒口内生疮并喉痛、伤寒发斑（余发斑附）、伤寒发黄（亦名黄病、余发黄附）、余热不退、劳复、失音、变疸、变疹、咳嗽、咳逆、喘咳上气（余喘急附）、咳嗽作呀呷声（齁齁附）、咳嗽声不出、惊膈嗽（惊差而嗽作）、伤风嗽、痰嗽、寒嗽、热嗽、久嗽、痰实、寒热往来、寒热五脏烦满、寒热腹痛、寒热结实、寒热食不消、寒热能食不生肌肉、寒热不食羸瘦、疟疾、疟疾热而后寒、寒而后热、寒热更作、热而不寒、寒而不热、热多于寒、寒多于热、寒热相等、瘅疟、久疟、疟后引饮、疟后胁内结硬、疟后头面浮肿等。

卷18，专论斑疹麻痘，共16门。内容包括：有疮疹论、疮疹候、疮疹未见乃可疏利、疮疹初出、疮疹已出未出、疮疹出不快、疮疹倒黡、疮疹太盛（烦喘躁渴附）、疮疹爱护面目、疮疹攻咽痛、疮疹大小便不通（赤涩附）、疮疹便脓血、疮疹脓汁不干、疮疹入眼、疮疹后解余毒、疮疹后减瘢痕等。

卷19～22，为诸热痰涎，热蒸汗疸，寒痛逆羸，症瘕积聚，共45五门。内容包括：胎热、膈热（亦名壅热）、胃热（脾热附）、风热、烦热（脚手心热并五心热附）、潮热、积热、实热、极热、痰涎、虚热、骨热（病初则骨热、病剧则骨蒸）、骨蒸（骨热、骨蒸虽有浅深、皆可通用）、盗汗、喜汗、劳气、热渴、黄疸、黑疸、胎寒、虚寒、胸中有寒、胸膈满痛、心痛、腹痛、腹胀、冷热不调、胃气不和（脾胃附）、乳食不下、膈气、气逆（哽气附）、肌肤羸瘦、病后虚羸、病后声不出、病后不能语、积聚、癥瘕、癖气、乳癖（奶脾是附）、痃气、痞结、宿食不消、伤饱（食不知饱时附）、丁奚、哺露等。

卷23～26，为五疳辨治，无辜疳剧，诸疳异证，共40门。内容包括：五疳论、五疳候、五疳可治不可治候、五疳、风疳（亦名肝疳、风疳生核附）、惊疳（亦名心疳）、食疳（亦名脾疳）、气疳（亦名肺疳）、急疳（亦名肾疳）、无辜疳（亦名无辜病、无辜痢病附）、无辜针烙法、一切疳、五疳出虫（诸疳虫附）、疳疾吹鼻、走马疳、口齿疳、鼻疳（亦名蜃疳）、眼疳、脑疳、脊疳（历脊疳附）、奶疳、疳肥、疳瘦、干疳、内疳、疳热、疳渴、疳劳、疳嗽、疳积、疳泻、疳痢久不差、疳痢腹痛、疳湿（疳痢湿䘌附）、蛔疳、疳疮、疳肿、疳后天柱倒、疳气灌入阴等。

　　卷 27 ～ 29，为吐哕霍乱，泄泻羸肿，滞疾赤白，共 39 门。内容包括：吐逆、吐呃、哕逆、霍乱吐利、霍乱（或霍乱吐而不利，或霍乱利而不吐，或止霍乱而不吐利）、吐利（但吐利而不霍乱）、吐利津液少、吐利心腹痛、冷吐、热吐、挟惊吐、毒气吐、一切泄泻、积泻（夹实泻并积痢附）、惊泻、伤泻、热泻、洞泻、水谷泻、暴泻（亦名卒利，又名暴利）、囊泻（亦名囊痢）、利久不止（泻利同）、利渴不止（泻痢同）、下利腹痛（泻痢同）、下利羸瘦（泻痢同）、下利浮肿（泻痢同）、八痢、一切痢、冷痢（亦名白痢）、热痢（亦名赤痢）、冷热痢（亦名赤白痢）、白脓痢、纯血痢、脓血相杂痢（重下痢附）、五色痢、休息痢、蛊痢、脱肛等。

　　卷 30 ～ 32，为诸血淋痔，三虫癞疝，水饮鬼疰，共 37 门。内容包括：吐血、嗽血、鼻衄、大便血、小便血、大便不通、小便不通、大小便不通、大便失禁、小便数、大便青、小便白、小便淋沥、石淋、气淋、热淋、血淋、寒淋、痔疾、虫动、蛔虫、蛲虫、寸白虫、癞疝、偏癞（亦名差癞，癞音痪）、阴肿、阴疮、吊起外肾、痰饮、肿满、水气、中恶、猝死、鬼持（鬼气附）、疰病、尸疰、虫疰等。

　　卷 33 ～ 34，为眼目耳鼻，口唇喉齿，共 48 门。内容包括：眼赤痛（目肿附）、胎赤眼（缘目有疮面赤者是）、睛生障翳、眼痒、眼暗、睛高、青盲、雀目、疣目、目中有眯（目涩羞明附）、耳聋、耳鸣、耳中痛、耳疮、耳蚀疮、聤耳、耳中有息肉、底耳、百虫入耳、齆鼻、鼻塞、鼻流清涕、鼻干无涕、鼻有息肉、口疮、口臭、口干、燕口疮、唇口上生疮、舌肿、舌上疮、舌上血出、唇肿、紧唇、唇青、咽喉肿痛（喉中有疮附）、尸咽、咽中噎、喉痹、马痹、缠喉风、齿痛、齿断宣露、齿根肿痛、龋齿、蚰齿、齿落久不生、颊车蹉闪（牙车急附）等。

卷35～39，为一切丹毒、痈疽瘰疬、疮瘰疥癣、头疮冻痱、鲠刺虫毒，共101门。内容包括：丹候、一切丹、土虺丹、眼丹、五色丹、伊火丹、爆火丹、茱萸丹、赤丹、白丹、黑丹、天雷丹、天火丹、殃火丹、神气丹、神火丹、神灶丹、鬼火丹、野火丹、骨火丹、家火丹、火丹（丹火附）、萤火丹、朱田火丹、胡吹灶丹、胡漏灶丹、土灶丹、天灶火丹、废灶火丹、尿灶火丹、野灶丹、大孕丹、尔朱丹、赤流丹、赤游肿、身有赤处（血疽附）、赤白溜、卒腹皮青黑、痈、疽、附骨疽、毒肿、疔、软疖、恶核、恶疮、瘘疮、瘰疬、瘿气、一切疮、褥疮、风热疮、热毒疮、头面身体生疮、风瘙瘾疹、疥、癣（奶癣附）、痂疮、爆疮、尿灰疮、酢疮、鱼脐疮、王灼疮、火灼疮、黄肥疮、浸淫疮、头疮、秃疮、白秃疮、赤秃疮、漏头疮、蠼螋尿疮、自悬疮、代指、手足皲裂、脚瘃、冻疮、痱子、赤疵、白驳、漆疮、金疮、汤烫火烧、疮中风中水、恶刺（竹木刺、狐尿刺、并刺中风水附）、骨鲠（发绕喉附）、食土、落水、遗尿、尿床、狐臭、诸虫咬、头多生虱（身有虱附）、擿扑损瘀、误吞铜铁等物、耳中有物不可出、灭瘢痕、中食毒、中药毒、中水毒、百病等。

卷40为论药叙方。主要记述常用药物的别名（或突出特性），所引书目及拾遗方，共15门。内容包括：玉石部、草部、木部、人部、兽部、禽部、虫鱼部、果部、米部、菜部、本草虽无而人可识者、本草既无而人未识者、前代方书、近世方书、士大夫家藏等。

《幼幼新书》引用文献之多，涉及范围之广，材料收集之全，是其他儿科文献所无法比拟的。且所有引用文献条目，均出自于儿科专著，或是综合医书中有关儿科章节，充分体现了儿科学的特点，且注明出处，为古代已散佚儿科文献的整理提供了可能。《幼幼新书》引用医学文献141种，引用文献条目10096条，使许多已散佚的古代儿科医学文献，得以较完整地保存下来。有研究收集《幼幼新书》中所载《小儿药证直诀》条文，发现共引用 245 条，基本上包括了全书内容，以此为准，其他久已失传的儿科文献，如《婴孺方》（503 条），《小儿医方妙选》（429 条），《婴童宝鉴》（183 条），《汉东王先生小儿形证方》（114 条）等，皆可从本书辑录整理出较为完整的原著。《幼幼新书》曾参考宋以前 160 多家方书著作。

　　《幼幼新书》的另一重要贡献，是收集了大量宋代儿科民间传方及私人藏方。在引用条目最多的 33 种医学文献中，这一类就占 18 种，其中，《庄氏家传》（205 条），《茅先生方》（180 条），《张氏家传》（130 条），《吉氏家传》（129 条），《王氏手集》（129 条），《刘氏家传》（114 条），《长沙医者郑愈》（110 条），《惠眼观证》（110 条）等，皆可从本书辑录整理出各具特色的儿科专著。这些文献多为私家祖传秘本，为长期临证经验总结，具有较高的实用价值，但受封建封闭思想的束缚，从未公开发行。本书广泛收集有关资料，不仅保存了大量的宋以前的中医儿科文献，而且丰富了中医儿科理论与临床的内容，对中医儿科学的发展起到了积极而重要的推动作用。《幼幼新书》取材广博，内容丰富，可以说是集宋及以前历代儿科之大成，不仅切于临床实用，且有重要的文献价值。书中还保存了多种已佚唐宋儿科著作的部分佚文，对了解唐宋儿科发展史有重要意义。

　　版本概况：《幼幼新书》，四十卷，刊于南宋绍兴二十年（1150）。宋代有四十卷本和五十卷本，后渐亡佚。至明嘉靖万历年间，陈履端寻访收集删减后出版，现存之 1981 年中医古籍出版社影印出版的版本，即为陈履端刻本。另有一明人影宋抄本，1987 年人民卫生出版社排印出版，全书较陈履端删削本完整。

二、《刘氏家传方》

　　《刘氏家传方》是刘昉协助其父刘允所编撰，为"且先公大中所传，并平日手抄之方"，即二人平日所积累之经验方。现此书已佚，部分内容被《幼幼新书》收录而得以保存。靳士英和张长民分别从《幼幼新书》中辑录《刘氏家传方》论1条，方126首（靳氏辑录112首）。这些刘氏方，据张长民考证有22方被收入《永乐大典》，48方被收入《普济方》，21方被收入《幼科证治准绳》，2方被收入《本草纲目》，1方被收入《全幼心鉴》，1方被收入《痘疹心法》。《古今图书集成医部全录》《中国医学大词典》《中医大词典》、日本·丹波元坚《药治通义》等书，亦收录了这些方剂，充分说明了《刘氏家传方》的学术价值，亦说明其虽亡佚已久，各种医学书目未曾收录，但由于各种医学名著广为传录，仍有部分内容流传至今。

刘昉

学术思想

一、学术渊源 🦢

经查阅各种史料，均未有刘昉师承的记载，但在《幼幼新书》卷四十里，除罗列全书所涉猎的药物外，还记录了所收集的"前代方书""近世方书"与"士大夫家藏"，可以看出刘昉的学术来源有经典、诸家及家传。

（一）根植经典

1.《黄帝内经》

《黄帝内经》创立了中医学的理论基础，同时也创立了最早的中医儿科学，其中揭示的小儿胎养、脏腑生理特点以及疾病的致病因素与预后，都为中医儿科学的发展提供了良好的理论与临床基础。

在胎养方面，《黄帝内经》有相关阐述。如《灵枢·天年》强调"以母为基，以父为楯"；《素问·六元正纪大论》提出"妇人重身，毒之何如""有故无殒，亦无殒也""大积大聚，其可犯也，衰其大半而止，过者死"等。这些阐发，可视为中医胎养学的雏形。而《幼幼新书》中专列胎教一门，论孕妇的日常起居对胎儿造成的各种影响，可见其思想深植于《黄帝内经》。

在婴幼儿生理方面，《素问·上古天真论》云："女子七岁，肾气盛……丈夫八岁，肾气盛。"《灵枢·逆顺肥瘦》曰："婴儿者，其肉脆、血少、气弱。"说明小儿正处于生长发育阶段，各系统和器官的形态发育及生理功能均处在不断成熟和完善的过程中，而《幼幼新书·卷第二·叙小儿气弱不可容易吐泻第八》《幼幼新书·卷第二·叙十五岁以下皆可以小方脉治之第九》也强调因婴孩气血弱，不可吐泻的小儿用药原则。《灵枢·卫气失常》记载："十八已上为少，六岁已上为小。"这是我国医学史上对小儿年龄的最早分期，在此基础上，《幼幼新书》将此细化为：生下至一岁为牙儿，二岁为婴儿，三岁为奶童，四岁为奶腥，五岁为孩儿，六岁为小儿，十五岁以下皆可用小方脉治疗。

在诊断方面，由于小儿的特点，《幼幼新书》秉承《黄帝内经》思想，着重强调了望诊与切诊。如《灵枢·经脉》云："凡诊脉络，脉色青则寒且痛，赤则有热；胃中寒，手鱼之络多青矣；胃中有热，鱼际络赤；其暴黑者，留久痹也；其有赤有黑有青者，寒热气也"。《素问·通评虚实论》说："经脉皆实，是寸脉急而尺缓也，皆当治之，故曰滑则从，涩则逆也……乳子而病热，脉悬小者何如……喘鸣肩息者……脉实大也……脉沉则生，脉浮则死。"此处归纳的缓、急、滑、涩、浮、沉等脉象，被历代医家不断补充，内容日趋丰富，刘昉则将其收录入《幼幼新书》中的形色诊病法、三关指纹诊法、三关锦纹等篇目中。

致病因素方面，《幼幼新书》与《黄帝内经》亦一脉相承。如《素问·奇病论》提出："人生而有病癫疾者，病名曰何？安所得之？岐伯曰：病名为胎病，此得之在母腹中时，其母有所大惊，气上而不下，精气并居，故令子发为癫疾也。"这一癫疾属于先天疾病的观点，在《幼幼新书》中得到了很好的继承。刘昉在《幼幼新书》卷六中论述了先天不足导致的解颅、囟不合、囟填，卷七里论述了惊痫、五痫，卷十三胎风等门中均提到病从胎中来的观点。另外，《幼幼新书》关于虫证、咳喘等病因与发病情况的描述，也多与《黄帝内经》相符。如《素问·咳论》描述："胃咳之状，咳而呕，呕甚则长虫出。"《素问·通评虚实论》指出："乳子中风病热，喘鸣肩息。"相关论述皆在《幼幼新书》中有引用。

关于疾病的预后转归，《黄帝内经》中的观点在《幼幼新书》中几乎都有体现。如《素问·通评虚实论》有云："乳子中风热，喘鸣肩息者，脉何如？岐伯曰：喘鸣肩息者，脉实大也，缓则生，急则死。"又提出"乳子而病热，脉悬小者何如？岐伯曰：手足温则生，寒则死"，指小儿在患热性病过程中，厥逆者预后不良。在《幼幼新书》寒热、发疹、疮疹等门中，也多次提到类似观点，而且在实践应用中还有拓展发挥。

2.《颅囟经》

《颅囟经》是相传至今最早的儿科专著，流行于唐末宋初，开创了儿科专著的先河，奠定了中医儿科学发展的基础。书中以古代哲学思想为指导，对小儿的生理病理，生长发育规律，疾病的诊断、治疗、预防护理、预后等，均做了明确的论述，提出了许多重要的理论原则和学术观点。该书提出婴幼儿体属"纯阳"的观点，阐释小儿脉法，论述了惊、痫、疳、痢、火丹等疾病的证治，内服药采用丸散剂以及外治法等，对后世中医儿科学的发展产生了极大的影响。《幼幼新书》中有79处引用《颅囟经》原文，涉及胎儿的孕育，胎孕期护理，小儿生理、病理、疾病诊断、证治、用药等方面。

例如，《颅囟经·原序》中言："阳盛发阴，当孕成男，六脉诸经，皆举其阳；阴盛发阳，当孕成女，六脉诸经，皆举其阴。"《幼幼新书》第一卷专列《求子方论》，以大量篇幅讨论了生男生女，以及判定胎儿性别的方法，显然深受《颅囟经》的影响。《颅囟经》中记载了胎儿发育与孕母健康、营养状况的关系，并阐述了可通过孕母的保健达到胎儿保健的目的。《幼幼新书》卷第三，则列《胎中滋养第四》《胎中受病第五》两门，专门论述了孕母的生活起居对胎儿的影响，以及通过调理乳母达到调理胎儿的方法。《颅囟经·病证》记载："孩子或夏中热时，因乳母沐浴多使冷水，奶得冷气，血脉多伏，见孩子气未定便与奶，使孩子胃毒，及赤白两般恶痢，此乃是奶母之过。凡浴后可令定息良久，候气定搏与之，即全无患。"《幼幼新书》卷第四，列有《择乳母法第三》《乳儿法第四》《乳母杂忌慎法第五》等门，专门讨论各种乳儿方法以及乳母对乳儿的影响。

关于小儿生理，《颅囟经》认识到小儿生长发育有一定的过程和规律，提出了"变蒸"之说，并在《颅囟经·病证》里对小儿变蒸的机理，以及周期、主要表现等做了详细论述，指出"凡孩子自生，但任阴阳推移，即每六十日一度变蒸，此骨节长来四肢发热，或不下乳食，遇如此之时，上唇有珠之如粟粒大，此呼为变蒸珠子，依后方退热饮子疗之，不宜别与方药"。《幼幼新书》卷第七，列有《变蒸第一》，详细收录了除《颅囟经》之外的与变蒸相关的观点，从中可以看出刘昉继承了《颅囟经》变蒸的思想，而且对于具体变蒸的规律，尚有进一步的发展与充实，如《幼幼新书》中收录的变蒸日期，有 32 日一变、128 日一蒸；45 日一变；49 日一变等。

关于儿科诊断，《颅囟经》奠定了儿科诊断学的基础。如《小儿药证直诀·原序》说："医之为艺诚难矣，而治小儿为尤难。自六岁以下，黄帝不载其说，始有《颅囟经》，以占寿夭死生之候。"《幼幼新书》秉承《颅囟经》理论，于《幼幼新书·卷第二·相寿命第十一》《幼幼新书·卷第八·惊热第三》《幼幼新书·卷第十四·温壮第一》《幼幼新书·卷第十四·壮热第二》《幼幼新书·卷第十四·热病第三》等门中，多次提及各种情况预示患儿的病情发展。关于小儿脉诊，《颅囟经·脉法》提出："凡孩子三岁以下，呼为纯阳，元气未散，若有脉候，须于一寸取之，不得同大人分寸。其脉候之来，呼之脉来三至，吸之脉来三至，呼吸定息一至，此为无患矣。所言定息，呼气未出，吸气未入，定息之中又至，此是和平也。若以大人脉五至取之即差矣。如此七至以上，即为有气。或脉浮如弓之张弦，此为冷候，亦宜依后方合药治之，或诊候取平，或忽而不见，沉浮不定，伏益根平者此为鬼神之病，且令求祟，续宜使药，或桃柳枝汤浴，饮子为使，一两颗桃心。"此处提出 3 岁以下小儿脉诊为一指定三关，不分寸关尺三部，且小儿脉不同于大人。这种论述调息察脉和辨别平脉、病脉基本方法，在《幼幼新书·卷第二·脉法第十三》中得到充分继承与发展，而且直至今日仍然在指导临床应用。

对于儿科各种疾病的阐释，《颅囟经》的许多观点，亦出现在《幼幼新书》中。如《颅囟经》认识到，惊、癫、痫类疾病以热、痰、风等为病因，并明确心热为主要发病因素。书中以牛黄丸"治小儿胎惊及痫，或心热""治孩子惊热入心，疑成痫疾，面色不定，啼哭不出，潮热无度，不吃乳食，大睁眼翻露白，手足逆冷，呼唤不应。"以牛黄单味"治孩子惊痫，不知，迷闷嚼舌，仰目"，详细描述了该类疾病的临床表现，"癫发无时，口出白沫，小便淋漓不利"，这些均与《幼幼新书》以及后世医家所描述的疾病的临床表现相似。另外，《颅囟经》中所明确的疳证调理脾胃的治疗原则，强调注重脾与肝、脾与肺的关系，也被刘昉所继承。

关于儿科疾病用药，《颅囟经》多有创新，其所载方剂56首，以丸、散剂为主，外治方有28首之多，成功解决了因小儿的特殊生理病理特点，患儿不易接受汤剂的问题。《幼幼新书》中也多选取丸散类药方，并且注重儿科外治法。

3.《伤寒论》《金匮要略》

《伤寒论》与《金匮要略》融理、法、方、药于一体，开创了辨证论治的先河，被后世誉为"方书之祖"，其因组方严谨，疗效显著，一直被沿用至今，在内、外、妇、儿各科中都有广泛的应用。刘昉编撰《幼幼新书》，引用《伤寒论》与《金匮要略》条文188处，而且专门设有《幼幼新书·卷第十五》（伤寒变动）一卷，记录了伤寒自汗、伤寒头汗、伤寒咳嗽、伤寒发喘等共二十门，并在其他章节如惊痫、中风、温病、热病、喘咳上气、疮疹、泄虚等门收录了《伤寒杂病论》中涵盖病因、病机、治则、方剂各方面的条目。

（二）家学传承

刘昉出生于士大夫之家，系中山靖王后裔，祖辈世代为官清廉。刘昉之父刘允，"胸臆夷旷，于经史百家，以至天文、地理、医卜诸书，莫不赅贯。"（《广东通志·粤大记》）其为官以廉洁著称，被誉为"潮州八贤"之一。在徽宗政和五年至重合二年间（1115–1119 年），任桂州知府后，辞仕回家，寻访诸家从事著述，与刘昉共同编撰宋代潮州第一部医籍《刘氏家传方》（已佚），其内容收录至《幼幼新书》114 条，并留下遗训告诫子孙后代："吾有书卷，宜受诵读，可以明道，可以持身，吾仕官所有者此耳。"（《潮州府志·卷二十八人物循吏》）在家传的影响下，刘昉自幼喜读医书，并精细研读，有扎实的医学基础，为日后编撰大型医学图书创造了不可多得的条件。

（三）广纳诸家

《幼幼新书》160 余万字，是我国儿科文献首部巨著，书中方剂除引用少量经典著作（即前代方书）和刘昉时代广为流传的传世之作（近世方书）外，大部分是已散佚的儿科著作以及民间传方和私人藏方（士大夫家藏），共计 141 种。一部分为古代医学文献中有关儿科方面的内容，如《千金要方》《千金翼方》《外台秘要》《太平圣惠方》等，另一部分则为儿科专著，如《颅囟经》《小儿医方妙选》（张涣著，已佚）等，其中现在仍在刊行的医学文献如《黄帝内经素问》《诸病源候论》（《幼幼新书》中作《巢氏病源》，下同）《肘后备急方》《重修政和经史证类备急本草》《小儿药证直诀》等 19 种；现已散佚的医学文献如《汉东王先生小儿形证方》（宋·汉东王先生，刘昉注：本方不载名字）、《产乳集验方》（唐·杨归厚）、《婴孺方》（唐·孙会）、《子母秘录》（宋·许仁则）、《旅舍备急方》（宋·董汲）、《伤寒身验方》（晋·中书令王珉）、《小儿宫气集》（无名氏）、《传信方》（唐·刘禹锡）、《重广保生信效方》（宋·阎季忠）等 33 种；古代未曾发行，史书亦无记载的医家祖传秘本，以及士大夫搜集收藏之书如《脉法要略》《膏肓灸法》《庄氏家传》（此三种作者同，刘昉注：三书皆前知筠州庄公手集，得之其子监潭州都作院念祖泉伯）、《惠眼观证》（刘昉注：宜黄戴师悯术翰林医学梁逢尧撰，得之前宗正丞蔡卫子周家藏）、《孔氏家传》（刘昉注：孔参议家藏，号东家方）、《童子秘诀》（刘昉注：翰林待诏杨大邺方，得之今湖北范运使家藏）、《玉诀》（刘昉注：太元真人撰）、《指迷赋》（刘昉注：唐·杜光庭撰）、《张氏家藏》（刘昉注：知抚州张徽猷家藏方）、《王氏家传》（刘昉注：前潭州签判王升伯阳家藏方）、《万全方》（刘昉注：刘元宾撰。元宾，字子仪，号通真子，主邵州邵阳县簿）、《茅先生方》（刘昉注：少室山无梦茅先生方）、《丁左藏方》（刘昉注：西京左藏库使丁信臣）、《九卫生》（刘昉注：宗室右监守卫大将军忠州防御使士纡编）、《疮疹诀》（刘昉注：彭城刘洙撰）、《杨大邺方》（刘昉注：翰林待诏杨大邺方，得之今湖北范运使家藏）、《婴孺方》（刘昉注：此方得之湖南抚干向澹。伯海云：相传出于秘阁，凡一十卷。近《崇文总目》求遗书有两《婴孺方》，卷目皆同，亦不载所作之人）等54种；无从考证的医学文献如《秘要指迷》《脉形论》《保生论》《小儿形证》《斗门方》《小儿集验方》《小方脉论》《全生指迷》《东方先生》《玉函关》《米氏家传》《修真秘旨》等35种。

在编排层次上，也体现了刘昉的学术渊源，每论首列"圣贤"所云，次列近世医家，又次列医工家传、经验方。所选之论不持偏见，保留原貌，收集的儿科病种之多，也是史无前例，几乎儿科所有的疾病都有记载。以疳证为例，刘昉共引用医学文献41种，10余万字，为古今文献中小儿疳证的辨证论治最为详尽者。又如小儿变蒸论，引用文献16种，仅变蒸日数就有16日、32日、45日、49日、60日一变之说，可以看出刘昉对于诸家不同的观点均能兼收并蓄。

刘昉的学术思想可谓广纳诸家，但在中医儿科方面，有两位医家最为特殊：钱乙与张涣。刘昉极为推崇钱乙、张涣二位儿科医家，并将其所著之书，包含医论、药方全部收录。《小儿药证直诀》原书久佚，后世武英殿聚珍本从《永乐大典》中钱乙《小儿方》别本辑出，有论证 47 条，医案 23 条，方 114 首；周学海校刊明人仿宋刻本，有脉证治法 81 条，医案 23 条，方 120 首。《幼幼新书》收载的《钱氏方》，基本保留了宋本《小儿药证直诀》原貌，是后世辑复此书的重要依据。钱乙关于五脏辨证思想，重视脾胃思想，以及儿科生理病理特点的归纳总结，在《幼幼新书》的各个章节中均有体现，《小儿药证直诀》中的 23 个病案，全数收入《幼幼新书》，而其他医书中的病案，刘昉则并未收录一例，从中足以看出刘昉对于钱乙学术思想的推崇。《张涣方》为《幼幼新书》中另一部几乎全书收录的医籍，在《近世方书》一门，刘昉介绍了所收录的方书及其作者，独在《张涣方》即《小儿医方妙选》之后注："总方四百二十道，长沙小儿医立松年又得遗方数十首，分载诸门。"由此可看出刘昉收录了当时所流传的《小儿医方妙选》版本中的所有内容，又从其他地方收集了数十张张涣的儿科方剂，也一并收录至《幼幼新书》，相比其他书籍中仅收录数方、数条的情况，可知张涣的学术思想与临床经验对于刘昉影响之深远。

二、学术特色

（一）广收博采，集宋以前儿科成就

《幼幼新书》广收博采，去伪存真，去粗取精，集宋代及其以前儿科学术成就之大成，极具学术研究和临床运用的价值。

1. 全面系统反映儿科学术成就

《幼幼新书》全面系统总结其成书之前儿科的研究成果和临床经验，不论是圣贤古论，还是近世方论，甚至民间秘诀，只要在儿科某一方面有一定的学术见解或学术建树，发前人之未发或补前人之不足，以及临床证明有效者，就分门别类，概予以收录。其内容涉及儿科所有领域，如求子、孕育、年龄分期、生长发育、用药、乳食喂养、预防保健、日常护理、发病原因、生理病理特点等相关基本知识和基本理论，新生儿疾病、小儿外感病、小儿杂病、小儿外科病、小儿五官病等各种儿科疾病的证治。诸多古代儿科的学术成果，因此书而保存至今。

刘昉治学态度严谨，家传深厚，涉猎医书众多，对于所接触到的汗牛充栋的医籍，并非不加拣择的全盘收入。如在《幼幼新书》开篇《叙初有小儿方第一》（卷之一为门人后辑入，故此处言卷之二为刘昉所编辑的开篇），即表明：自《颅囟经》以来，有很多医家以儿科著称，亦有医书流传甚广，但良莠不齐。如齐代徐氏，留有《小儿方》三卷，虽当世之人颇为推崇，但他的方书经不起深究，少有可采纳的。故刘昉所收集的皆为："今博撰诸家及自经用有效者，以为此篇。凡百居家，皆宜达兹养小之术，则无横夭之祸也。"（《幼幼新书·序》）

2. 重视非儿科专著中有关儿科之精华

《幼幼新书》成书之前，儿科专著极少，有关儿科方面的内容大多散见于非儿科专著之中。医学理论著作，如《素问》《诸病源候论》；伤寒著作，如《伤寒论》《类证活人书》；综合性著作，如《千金要方》《千金翼方》，以及方书《外台秘要》和《太平圣惠方》等各类医籍中，都有大量儿科方面的内容。由于这些书籍不是儿科专著，内容往往不够全面系统，各家水平也参差不齐，但其中不乏精妙之处，有些还具有重要的学术价值。刘昉非常重视这些学术精华，对它们进行了广泛的收集整理，并将这些文献按其内容性质，予以类分，收录到《幼幼新书》之中，使其成为中医儿科学体系的重要组成部分。

3. 注意吸收最新儿科学术成果

某些成书时间未久的宋代医籍，如《类证活人书》（1108）、《圣济总录》（1111–1117）、《小儿药证直诀》（1119）等医书的内容，都被《幼幼新书》引用。其中，钱乙《小儿药证直诀》奠定了中医儿科学理论和临床基础，是宋代最有成就的儿科学专著，对后世儿科学的发展产生了巨大的影响。其后不久编撰的《幼幼新书》即大量引用该书内容，是首部引用该书内容的古代医籍。

4. 兼收并蓄，博采众家之长

《幼幼新书》不存门户之见，倡导学术争鸣。各家之方论，只要有独到的见解或疗效，就有可能被采用。书中可以经常看到对同一问题的不同学术观点。如小儿变蒸之论，《圣济经》（又名《宋徽宗圣济经》，宋徽宗赵佶御制）、《诸病源候论》《千金要方》《小儿药证直诀》等多数医著，都持32日一变之说，而《颅囟经》认为60日一变，《茅先生方》认为49日一变，《五关贯珍珠囊》（已亡佚，未出版，刘昉注：不载所作之人，得之长沙医工毛彬）认为45日一变。各说不同，《幼幼新书》则一并载之。又如年龄分期之论，《幼幼新书》辑录不同的分法。如：《千金要方》认为，凡人年六岁以上为小，十六以上为少，三十以上为壮，五十以上为老；《诸病源候论》《外台秘要》，则认为十八以上为少，二十以上为壮。

（二）校注辑录，保存医籍原貌

刘昉治学相当严谨，对所有辑录引用的文献，无论是古圣贤方论，或是近世士大夫家传，医工、技工之禁方，甚至闾巷小夫已试之秘诀，都刻意保留原貌。"虽其间取方或失之详，立论或失之俗，要之皆因仍旧文，不敢加辄窜定"（《幼幼新书·序》），而且注明出处。为了尽可能恢复古医籍原貌、鉴别正误异同和阐发医理，使读者能更正确地阅读、研究和运用儿科医籍文献，刘昉等人对辑录的医籍文献进行了校勘和注释。《幼幼新书》

因此成为现存最早校注中医儿科古籍的儿科专著。

校勘文字，辨别异同。例如，《幼幼新书·卷第四·拭儿口法第九》："《千金》论曰：小儿初生，先以锦裹指，拭儿口中及舌上青泥恶血，此谓之玉衡。"刘昉校云："衡，一作衔。"又如《幼幼新书·卷六·解颅第一》引《太平圣惠方》治小儿解卤大之钟乳丸，其中有"漆花"一药，刘昉校云："《婴孺方》以此一味为豺漆，盖五加皮也。"

解释名词术语，阐述医学理论。例如，《幼幼新书·卷二·脉法第十三》，分别对浮、沉、洪、微、紧等脉做了详细的解释。其曰："浮者阳，按之不足，轻手乃得，如葱管者，曰浮也。""沉者阴，重手乃得，举指即无，行于骨下，曰沉也。""洪者，按之散大满部，状如浮者，曰洪也。""微脉指下往来细如乱丝，重手即无，轻手乃得也。""紧者如丝而急，按之有力，曰紧也。"除解释名词术语之外，《幼幼新书》还结合引文，阐发医学理论。如《素问·上古天真论》云："女子二七而天癸至，任脉通，太冲脉盛，月事以时下，故有子。"《幼幼新书·卷一·求子方论》引用该文后，对其进一步阐发："癸谓任癸，北方水，脉名也。任脉、冲脉皆奇经脉也。肾气全盛，冲任流通，经血渐盈，应时而下。天真之气降，与之从事，故云天癸也。然冲为血海，任主胞胎，二者相资，故能有子。所以谓之月事者，平和之气，常以三旬而一见也，故愆期者谓之有病。"

（三）构建儿科体系

仔细分析研究《幼幼新书》全书结构和内容，笔者发现《幼幼新书》不是简单的类分的儿科学文献，而是根据儿科学自身发展规律和内容特点，探讨其内在的逻辑联系，构建其学科学术体系。

1.概括儿科学学术体系内容

全书共40卷，卷1至卷4，属儿科总论部分。分别为求端探本、方书叙例、病源形色、形初保者等，载述儿科的基本知识和基础理论等内容。

卷 5 至卷 39，属各论部分。其中，卷 5 为初生有病，论新生儿病证的防治；卷 6 为禀受诸疾，论治小儿先天禀赋不足所致的各种病证；卷 7 至卷 32，论小儿外感、内伤疾病的证治；卷 33 至卷 34，论小儿五官疾病；卷 35 至39，主要论小儿外科诸疾；卷 40 为论药叙方，记述常用药、所引书目和拾遗方。学术内容从理论知识到临床诊治都十分完备，比较全面准确地反映了宋以前儿科学各方面的学术内容。

2. 学术体系结构严谨、层次分明

纵观《幼幼新书》，虽然全书共有 40 卷之多，但其内容不外乎基础理论知识和临床病证论治两大类。是书先论小儿生理特点、病变特点、喂养保健、诊法特点、治法概要等小儿基础理论知识（卷 1～4）；次述初生有病、禀受诸疾、惊疾潮发、惊风急慢等小儿临床病证论治（卷 5～39）。每卷之下，又分若干门，按概述到各论的顺序，分别载述各家之方论。如关于小儿痫病的论治，卷 11 为痫论候法，下分痫论、痫候、惊痫忤是三候、候痫法、截痫法、五脏之痫、六畜之痫、一切痫、灸痫法、痫瘥复发、痫瘥身面肿、痫瘥不能语等，共 12 门；卷 12 为五痫异治，分风痫、惊痫、食痫、热痫、癫痫。两卷结合，小儿痫病的论治就相当系统全面。对其他小儿病证，也都分别从病因病机、证候特点和辨证论治等方面做了详细论述。全书纲举目张，条分缕析，构建了逻辑严密、层次分明的儿科学术体系，十分准确地反映了中医儿科学的结构层次。

这种从一般到具体的逻辑层次，与现代中医儿科学体系的结构层次基本一致，比较《颅囟经》《小儿药证直诀》等古代儿科专著的学术体系，《幼幼新书》所构建的儿科学术体系是最为严密完善的。这一体系的建立，一方面表明宋代儿科已比较发达，医家对中医儿科学学科体系的认识已达到相当高的水平；另一方面，对之后中医儿科学的发展具有重要的指导意义和促进作用。

（四）明确儿童特点及用药原则

1. 小儿脏腑娇嫩，易寒易热

在宋代之前，虽有儿科专著，但儿科却并未完成独立的分科，医家未完全认识到小儿生理有其自身的特点。最早的儿科专著《颅囟经》曾用"纯阳"来形容小儿生机勃勃的生理特点，后世人常误认为小儿易见实热证而妄用寒凉之药。针对这种误解，钱乙提出小儿脏腑柔弱。刘昉《幼幼新书·卷第二·叙调理小儿第五》，引用《婴童宝鉴》所论，将小儿比喻为"水中之泡""草头之露"，以形容小儿"脏腑娇嫩，血气懦弱，肌体不密，精神未备"，系指小儿生理功能处于幼稚时期，对外界适应能力较低，易受外邪入侵。而当疾病发生之后，病情又变化极快，"易虚易实，易寒易热"，进而发现小儿表现与平日不同，即要提前预防，如引《外台秘要》所述："若似不如平常，则须早道。"

2. 注重顾护胃气，慎用吐下

脾胃为后天之本，刘昉在用药中强调儿科用药与大人不同，当需顾护胃气。因为"婴孩受气血弱，不可吐泻"，故要谨防"病轻药重，反受其殃，人命既绝，不可再生"。（《幼幼新书·卷第二·叙小儿气弱不可容易吐泻第八》）

3. 药品须精良

自《神农本草经》就有"土地所出，真伪新陈，并各有法"的说法，医家常强调药材的重要性，刘昉亦如是。在《幼幼新书·卷第二·叙修合药第六》中，刘昉引用《婴童宝鉴》中"凡修合药饵，切要分别州土，深晓好恶，明辨真伪。然后精细洁净，炮、炙、爆，一一都了"，还特别多次强调"勿令尝嗅"，因"恐损药精气，用之无灵效耳"。儿科疾病多外感，而内伤又多食积，此类疾病均需具有挥发性的药物发表、行气，故刘昉在此强调药物勿令尝嗅，切合临床。

4. 药量要精准

小儿方用药应仔细斟酌用量，不可按照古方剂量直接使用，用量应大大减少。如"小儿服一麻子，百日者一小豆且多矣"。除急慢惊风、疳积、痫病等，与成人疾病并没有本质区别，主要是药量的差异。虽然小儿用药量小，但不可"惟少是妙"，参照成人用量有以下原则："夫秤二钱半为一分，四分为一两，但根据此修合，必无差误。"（《幼幼新书·卷第二·叙修合药第六》）

5. 明确儿童的年龄范围

儿童的生理与成人有很大区别，明确儿童的年龄范围就显得尤为重要。关于人在不同阶段的年龄划分，《灵枢·卫气失常》提出："二十已上为壮，十八已上为少，六岁已上为小。"就是说，十八岁以下的人方为小儿。《黄帝内经》的这种观点，一直为后世诸多医家所遵从。隋代的《诸病源候论》就沿用了此观点。继《黄帝内经》提出"十八以下为小"之说后，又有医籍提出不同观点。《千金要方》载《小品方》云："凡人年六岁已上为小，十六已上为少，三十已上为壮，五十已上为老。"这种对儿科年龄范围的划分，与《黄帝内经》有所不同。此观点也被后世医书，如《外台秘要》等广泛引用。

《幼幼新书》以"叙十五岁以下皆可以小方脉治"为标题，引用《惠眼观证》的观点云："凡生下一七至襁褓内及一岁皆谓之牙儿。二岁曰婴儿，三岁曰奶童，四岁曰奶腥，五岁曰孩儿，六岁曰小儿。自一岁至十五岁，皆以小方脉治。"认为 15 岁以下的人方属小儿。

（五）反对夸大"婴病调母"法

《幼幼新书》中，论乳母的选择颇为详尽，体现了当时的优育思想。引用了《千金要方》所云："乳母者，其血气为乳汁也。五情善恶，悉是血气所生也。其乳儿者，皆宜慎于喜怒，夫乳母形色所宜，其候甚多，不可求备。但取不胡臭、瘿、气嗽、疥、痴癃、白秃、疡、沈唇、耳聋、鼻、癫痫无此等疾者，便可饮儿也。师见其故灸瘢，便知其先疾之源也。"并选录了《千金要方》中所载大量下乳之方，为产后缺乳的治疗提供了临床价值。此外书中还引用《张氏家传》（刘昉注：知抚州张徽猷家藏方）通奶方等民间验方。

"婴病调母"法，是中医在治疗儿科疾病过程中，所采用的一种独具特色的用药途径和治疗方法，对中医儿科治疗学的发展产生过深远影响。《颅囟经》提出："孩子或夏中热时，因乳母沐浴多使冷水，奶得冷气，血脉皆伏见，孩儿未定便与奶，使孩子胃毒及赤白两般恶痢，此乃是奶母之过"；又云："初生小儿，一月内乳利如胶，是母寒气伤胃所致。"《诸病源候论》明确提出"婴病调母，母子并治"之法。《太平圣惠方·治小儿饮乳后吐逆诸方》完整收载了《诸病源候论》的这一方法。至明代薛氏父子《保婴撮要》则将此理论发扬光大。其所论200多种病证治疗中，皆贯穿"婴病调母"的思想。纵观《幼幼新书》全文可发现，刘昉对于《诸病源候论》与《太平圣惠方》非常推崇，大量引用其中的医论与方剂，但是对于"子病调母"却未曾引用，仅引用了两个母亲服药治疗小儿的条目，也是在新生儿无法服药的前提条件下，并在《胎中滋养》门中，引用《圣济经》的观点："胞胎所系，本于生气之原，而食饮与药入于口而聚于胃，胃分气味散于五脏，苟非太毒快剂，岂能递达于胞胎耶？以谓母治则过之矣"，以反对夸大"婴病调母"之法。认为若药物使用得当，则即能起到治病的效果，又可通过脾胃运化，较少作用于胎儿。同理可知，当乳儿生病之时，通过乳母服药调节婴儿，作用远不及直接给婴儿用药。可见，对于"婴病调母"的方法，刘昉并不十分支持。

（六）温病学术思想的形成

在《内经》至《伤寒杂病论》时期，中医对疾病的诊疗详于寒而略于温。在《幼幼新书》中，刘昉曾引《石壁经》(已佚，刘昉将其归入"前世方书"，并注：或传以为黄帝时书，疑未必然，得之湘阴士人朱中立不倚)中关于"痢疾"的论述："脾间有毒号纯阳，本为医人热药伤。"说明当时以治疗寒证的方法治疗热证，是非常普遍的行为，但是已有部分医家对此行为提出质疑。随着学术的发展，以及经济政治中心的南移，温病学术思想日渐发展，形成与伤寒学说并立之局面；这个发展过程，在《幼幼新书》中可窥其端倪。

1. 身热病门阐述的温病思想

《幼幼新书·卷第十四》记载身热病11门，其中有时气篇与温病篇。从时气篇中刘昉所引用的医家论述可以看出，"时病"为春应暖而反寒，夏应热而反冷之的"非节之气"。此气伤人后，病人表现为头痛壮热。如《诸病源候论》认为时气"大体与伤寒相似"，即表明"时气"与"伤寒"确有不同之处，即染病后具有"无问长幼，其病形证略同"的特点。此特点表明，"时气"即后世医家所述之"时疫""疫疠之气"。温病篇中有小儿温病鼻衄的病机描述："温病鼻衄者，热乘于气而入血也……邪先客皮肤而搏于气，结聚成热，热乘于血，血得热则流散。"(《幼幼新书·卷第十四·温病第四》) 可以看出，刘昉及同时期的医家对于温病"卫气营血"的传变规律及耗血动血的病机特点是有所认识的。卷十四"热风暑寒"中的温病门、伤暑门中除传统的"新感"与"伏邪"认识外，所引《庄氏家传》提出"春间疫气欲作"，症见"畏风、咳嗽头昏，鼻塞困闷"；《太平惠民和剂局方》又有"时行瘟疫，壮热恶风、头痛、身疼、鼻塞咽干"的记述，也属于温病。具体到"伤暑"门，如《太平惠民和剂局方》有香薷丸方，后世温病学家薛生白加减此方为四味香薷饮，五物香薷饮、十味香薷饮，吴鞠通又将此变化为新加香薷饮，体现了其间的源流及其变化发展。据此足以说明宋代医家对温病的认识和方药的运用，对后世温病医家有一定的影响。

2. 伤寒卷中的温病思想

《幼幼新书·卷第十五》为伤寒卷，其中有伤寒发斑、伤寒变疹两篇，从所摘录之医论来看，所论皆是温热病。如伤寒发斑篇，刘昉引《诸病源候论》小儿患斑病候"斑毒之病，是热毒入胃"；又引《伤寒活人书》："发斑有二证，有温毒发斑，有热病发斑"，以说明这两种病的病因为感受温热之邪。临床表现方面，刘昉引《石壁经》中三十六种内伤变疹歌诀："预先五日战如寒，不觉看来又似痫。才发有同梅李样，眼睛青碧脸红鲜。手心如火发毛立，睡里狂言卧不安。躁热嫌人拨手睡，又生喘急气相连。"从其描述，可以看出疹发之时，有温病标志性的热入营分的症状。

由于小儿的生理病理特点，还有其他一些温病思想分散存在于《幼幼新书》的各个章节。如《幼幼新书·卷第十八·疮疹论第一》记载："又一岁之中，疮疹大小相类，此疫气也。"可见，刘昉当时已认识到疮疹的发生与"毒气""疫气"有关。

而这些温热病证均被命名为伤寒，说明当时医家虽已认识到温病的特殊性，但是还未将其从伤寒中独立出来。不过随着一代又一代杰出医家的努力，可以看出，至刘昉时期，温病学术思想已逐步形成。而刘昉以其扎实的医学素养，敏锐地捕捉到了新的学术思潮，将其收录于《幼幼新书》中，给后人留下了宝贵的医学资料。

（七）重视孕妇身心调养

1. 孕期饮食对胎儿的影响

胎儿在母体中生长所需全赖母体供给。从刘昉在《幼幼新书》中收录许多孕妇孕期饮食注意事中可以看出，"逐月养胎"的观点对其影响较大。如刘昉引《圣济源》："怀孕之始，饮食要甘美，不可食用辛散之物，可坚固胎原；待至四月，可食粳、稻、鱼等，以通水精之成血；五月可食稻、麦、牛、羊，以助火精成气；食猛鸷于六月，以强精之成筋；食秋、稻于七月，以坚木精之成骨；八月九月受土石之精，以成肤革皮毛。"又引杨大邺《童子秘诀》中有关"逐月养胎"的细则："第一月妊娠，胎月本于肝脏，宜多吃酸物；忌服辛辣，因辛味入肺，主于金克木，恐伤于肝。"直至孕十月，均有辑录。

2. 孕妇心情对胎儿的影响

《幼幼新书·卷第四·小儿胎教第一》中专述胎教，论孕妇的日常起居直接对胎儿造成各种影响。其曰："昔大任之妊文王，目不视恶色，耳不听淫声，口不出傲言，而世传胎教者以此。"又引《太平圣惠方》论曰："至精才遇，一气方凝，始受胞胎，渐成形质。子在胎内，随母听闻，所以圣贤传乎胎教。凡妊娠之后，才及月余，则须行坐端严，性情和乐，常处静室，多听美言。令人讲读诗书，陈说礼乐，玩弄珠玉，按习丝篁。耳不入其非言，目不观于恶事，如此则男女福寿，敦浓忠孝自全。若亏此仪，则男女或多野狼戾及寿不长。斯乃圣人胎教之道。为人父母，可不行乎？"此论指出妇女妊娠之后，应当陶冶情操，对胎儿进行胎教。

《幼幼新书》将胎教专列一门论述，可见对胎教的重视，体现了优生优育的思想。这对我们研究人类的繁衍，如何保存优秀遗传素质个体，淘汰不良遗传素质个体，有一定的历史意义和现实价值。

（八）图文并茂以利传承

自古以来，儿科便被称为"哑科"，这主要是针对儿科疾病难以从问诊获得信息，于是望诊、脉诊对于儿科尤其重要。历代医家都根据自己的经验，在其著作中对望诊和脉诊多有诠释。而刘昉则收集了宋以前诸家有关儿科诊断方法中的图例，使得中医儿科诊断结合了"可视"的手段，为中医儿科诊断学的广泛传播提供了基础，也为中医儿科的传承与发展提供了保证。

1. 图注形色诊病法

自《小儿药证直诀》确立以五脏为中心的望诊方法后,《幼幼新书》再一次将察形色作为一种重要诊法而做专门论述。刘昉在《幼幼新书》中以《惠眼观证》《保生论》中有关察形色的内容为主,兼附"辨五脏受惊积冷热形证图"以及《秘要指迷》"形证图"。详细的文字叙述,配以清晰的图形展示,使读者对所述内容一目了然。

2. 图注脉象

历代医家都在为以图注脉不断努力,由于小儿皮肤薄,血管容易显现,故而以图注脉象首先在儿科得到了突破。众多医家观察总结小儿脉络的各种特点与疾病相关的规律,用以指导临床,这就是最初的图注脉象。

《幼幼新书》将小儿脉诊作为专篇进行论述,其内容的充实程度可谓是宋以来之最。如:《幼幼新书》中引用《颅囟经》《千金翼方》《太平圣惠方》《小儿药证直诀》《茅先生方》《婴童宝鉴》《惠眼观证》《保生论》《孔氏家传》《宝童方》《庄氏集》等。论述内容更加细致而详备,如论小儿脉诊的适用年龄,引《保生论》:"小儿三岁以后或五百七十六日外,皆可诊两手脉,一指定三关。"又引《茅先生方》:"六岁以前,第一看太冲脉及看形色,并看虎口及三关脉。六岁以后方可看阴阳二部脉,即依前法。"除了对脉诊的适用年龄进行阐述外,对各种脉象主病的论述也较以前医籍更为详尽,如伤寒、急惊、疹痘、慢惊、吐泻、疟痢等多种病证的脉象都有涉及。

《幼幼新书》所论小儿脉法,集中论述《颅囟经》《千金翼方》《脉经》《诸病源候论》《太平圣惠方》《汉东王先生小儿形证方》(《幼幼新书》中亦称为《家宝》《汉东王先生方》)《婴童宝鉴》《惠眼观证》《保生论》《孔氏家传》《宝童方》《庄氏集》等书中的小儿脉法。论述了小儿脉的特征和相应临床意义,辨证原则与大人基本相同,亦有歌诀辅助记忆。

例如,小儿脉诊,一般用于3岁以上儿童。小儿寸口脉位短,切脉时可以用"一指定三关"法，即以医生右手的食指或拇指一指指腹，按于患儿寸口部切脉。

又如，正常小儿脉象平和，较成人细软而快。年龄越小，脉搏越快。若按成人正常呼吸定息计算，初生婴儿一息七八至，1～3岁六七至，4～7岁约六至，8～13岁约五至。若因活动、啼哭等，而使脉搏加快，不可认作病态。

再如，小儿异常脉象分类一般比成人简化。儿科基本脉象分浮、沉、迟、数、有力、无力六种。浮脉主表证，沉脉主里证，迟脉主寒证，数脉主热证，有力主实证，无力主虚证。6种脉象可以兼见，如浮数主外感风热，沉迟主阳气虚弱，脉数有力主实热证，脉数无力主虚热证。当然，除以上6种脉象之外，其他脉象在儿科也可见到，如滑脉见于热盛、痰湿、食滞，洪脉见于气分热盛，结脉见于气血亏虚或寒凝瘀滞，代脉见于气血虚衰，弦脉见于惊风、腹痛、痰饮积滞等。

3. 小儿三关指纹诊法

小儿指纹适用于3岁以内者，传说起源于唐代王超的《仙人水镜图诀》（现已亡佚），而刘昉的《幼幼新书》是现存医书记载指纹最早的。小儿指纹诊法的理论是《黄帝内经》诊鱼络的发展，察指纹与诊太渊脉同义。诊断指纹与病情轻重有密切关系，而与病证无关。其浮沉、颜色、淡滞及三关，对临床有诊断价值。

三关指纹诊法，是通过望小儿浮露在从虎口直至食指掌面外缘靠拇指的络脉，以诊断疾病的方法，是中医儿科特有的一种诊断手法。此诊法在现存宋以前医籍中未见记载。至于其究竟起源于何时，至今尚未定论。到目前为止，主要观点有以下几种：一为清·周学海《脉义简摩》的起源于《黄帝内经》说；一为清·陈复正《幼幼集成》的起源于《小儿药证直诀》说。因现存《黄帝内经》和《小儿药证直诀》中，均无关于小儿三关指纹诊法的明确记载，故此两种说法均难以令人信服。今人对此问题又提出了新的认识，较有代表性的说法有两种：一种是黄晓山认为的"起源于五代至北宋末年之间"；一种是黄攸立认为的"起源于唐代"。两种观点孰是孰非，似乎从《幼幼新书》中可以找到一些证据。如《幼幼新书》在论三关指纹诊法时，引述了唐代王超（生于公元627年，卒于649年）的《仙人水鉴》，以及杜光庭所著《杜光庭指迷赋》的内容。据《四库全书总目提要》记载："……旧本题唐杜光庭撰。光庭字圣宾，晚自号东瀛子，括苍人。"可知杜光庭乃唐代人无疑。这两部书主要阐述如何通过小儿食指指纹色、纹部、纹形的不同来诊断疾病。如在《仙人水鉴》中，介绍了刺、悬针、水字、乙、曲虫、环、乱、流米，8种纹形所主病证。而《杜光庭指迷赋》所描述的三关指纹诊法，似乎更为粗浅和原始。如《幼幼新书·卷三·得病之源第七》对三关的定位叙述："气在下纹，风居中里，过风关名曰命关。"此处是从下到上，按气关、风关、命关的顺序定位。并进一步解释："但观于初节之间详吉凶而定其病矣，是知中主于风亦须详视。"关于纹色，该书仅提到了青、紫、红、黑等少数几种。对于纹形的描述也颇为直观，使用了诸如"枝头分开""枝分两头，如线细而涎潮"等较为通俗的语句，远较宋时的一些用语浅显。因此，笔者认为，"小儿三关指纹诊法起源于唐朝"较为可信。《幼幼新书》的小儿指纹描述较为详尽，列举不同指纹形状、颜色、深浅、淡滞、轻重的临床意义，是为列举式，未进行较多归纳，并以歌诀的形式加深记忆。歌诀生动通俗易懂，此处不尽列举。

《幼幼新书》不仅引用了唐代的《仙人水鉴》和《杜光庭指迷赋》论述小儿三关指纹诊法，且载有《脉形论》《婴童宝鉴》《杨大邺方》《茅先生方》《宝童方》《飞仙论》《宝童方》《保生论》《庄氏家传》等宋代8部医书中的相关内容。宋代不仅论述指纹诊法的书籍大量增多，而且这8部宋代医书所论小儿三关指纹诊法的内容，较前代也丰富了许多。首先从三关的部位来看，宋代存在两种不同分法：其一是与《杜光庭指迷赋》相同，按气关、风关、命关的顺序定位者，如《茅先生方》；其二是按风关、气关、命关分部者，如《保生论》《脉形论》等。

另外，从所记述的指纹形态种类来看，也存在两种说法：一种是《脉形论》所述的鱼刺形、悬针形、水字形、乙字形、曲虫形、环形、乱纹形、流珠形，这 8 种纹形与《仙人水鉴》的论述相一致；一种是《庄氏家传》记载的曲向里、曲向外、斜向右、斜向外左、双勾、三曲如长虫、两曲如钩、一头如钚 8 种纹形。除此以外，《杨大邺方》《庄氏家传》还较早地记载内、外八片锦的内容。所谓八片锦诊法，是通过分析虎口三关部位的八种不同纹形及纹色，从而进行诊断的一种综合方法，充分说明至南宋时期，小儿三关锦纹诊法已发展到了较成熟的水平。更为可贵的是，《幼幼新书》还附有《脉形论》《保生论》及《庄氏家传》中的多幅"脉形图"，使读者对当时三关锦纹诊法的了解更为直观。

总体而言，指纹辨证纲要，《幼幼集成·卷一·指纹晰义》中归纳为"浮沉分表里，红紫辨寒热，淡滞定虚实，三关测轻重"。浮指指纹浮现，显露于外，主病邪在表；沉指指纹沉伏，深而不显，主病邪在里。纹色鲜红浮露，多为外感风寒；纹色紫红，多为邪热郁滞；纹色淡红，多为内有虚寒；纹色青紫，多为瘀热内结；纹色深紫，多为瘀滞络闭，病情深重。指纹色淡，推之流畅，主气血亏虚；指纹色紫，推之滞涩，复盈缓慢，主实邪内滞，如食积、痰湿、瘀热等。三关是就纹长短而言，纹在风关，示病邪初入，病情轻浅；纹达气关，示病邪入里，病情较重；纹进命关，示病邪深入，病情加重；纹达指尖，称透关射甲；若非一向如此，则可能提示病情危重。但需注意，指纹诊应当结合患儿无病时的指纹状况，以及患病后的其他各种临床表现，全面加以分析，才能准确地辨证。

（1）小儿指纹双手同看的依据

《幼幼新书·卷第一·三关锦纹第十一》云："《宝童方》论三关锦纹歌……男左女右虎口中。"古人将大、长、上、左归为阳，将小、短、下、右归为阴；同时根据男子刚强和女子温柔的特点将男子归为阳、女子归为阴，即男左女右。这种思想融入中医诊法之中，成为望小儿指纹男左女右参看不同手指的理论基础。另一部分医家认为，望小儿指纹当双手同看，这一理论应是王叔和寸口脉思想的延伸。脉诊分左右，因其所代表的脏腑意义有所不同，脉纹亦如是。刘昉《幼幼新书·卷第二·三关锦纹第十二》曰："《宝童方》：歌曰纹生左手锦纹形，定是伤脾及热惊。右有双纹如左样，痫伤惊泻一齐生。"表明左右手指纹形态具有不同的临床指导意义。这种观点对后世产生了长久的影响，如明代万全所著《万氏秘传片玉心书·卷三·水镜诀》记载："末至三岁，只看虎口，男左女右。"又如明代杨继洲所著《针灸大成·卷十》有云："然男女一身，均具此阴阳，左右两手，亦须参看。"由此可见，随着望小儿指纹诊法的发展，应当双手同看的思想逐渐居于主导地位，使此诊法能够更准确地指导临床。

（2）小儿指纹长短的临床意义

小儿指纹的长短，代表着病情的严重程度，正常人的指纹应是短小的。《幼幼新书·卷第二·三关锦纹第十二》曰："《婴童宝鉴》辨三关锦纹……小而短者为平。"异常指纹的长度以三关为参照，三关以食指横节纹为界，近掌侧为风关，其次曰气关，最远端曰命关。《幼幼新书·卷第二·三关锦纹第十二》曰："夫小儿手之第二指，指有三节，脉之形出其上也。近虎口之位，号曰风关，其次曰气关，在其指端曰命关。"三关指纹中，风关病情为初期，较为轻浅，临床容易治疗；气关病情入里，病势较重且不易治疗；命关病情危重，象征死候，在众多古籍中认为此种情况不可治疗。后世医家在此基础上对指纹长短的临床意义进一步阐发，如元·滑寿《诊家枢要·小儿脉法》云："小儿三岁……其他纹色，在风关为轻，气关渐重，命关尤重也。"又如清·陈复正《幼幼集成·三关部位歌》云："初起风关证未央，气关纹现急须防；乍临命位诚危急，射甲通关病势彰。"指纹现于命关，延伸出"透关射甲"的概念。明代杨继洲《针灸大成》提出"透关射指"的概念和治法。其曰："透关射指……小儿指纹，命脉向里，主惊风，痰热聚于胸膈……宜清脾肺，化痰涎。"杨继洲从"透关射甲"与"透关射指"的比较中，首次提出小儿指纹向内侧延伸多为顺、向外侧延伸多为凶的诊断理念。这些理论都是在《幼幼新书》所集文献的基础上发展而来的。

（九）重视小儿养护

《幼幼新书》专列"小儿养护"一卷，内容已相当系统和完备。该书继承了前世及宋代的多部医书有关小儿养护的精华，引用文献以《千金要方》为主，其次还有《诸病源候论》《太平圣惠方》《颅囟经》《外台秘要》《婴孺方》《张涣方》《圣济总录》《婴童宝鉴》《小儿集验方》《秘要指迷》《庄氏家传》《万全方》等10余部。主要包括小儿胎教、初生将护法、择乳母法、乳儿法、乳母杂忌慎法、哺儿法、初哺日、浴儿法、拭儿口法、断脐法、灸脐法、裹脐法、甘草法、黄连法、韭汁法、牛黄法等21项内容。其中，《幼幼新书·卷第四·哺儿法第六》曰："钱乙云：小儿多因爱惜过当，往三两岁犹未与饮食，致脾胃虚弱，平生多病。自半年以后，宜煎陈米稀粥，取粥面时时与之。十月以后，渐与稠粥烂饭，以助中气，自然易养少病。惟忌生冷、油腻、甜物等。"说明宋代儿科医家已经明确认识到6个月以上的婴幼儿除饮乳外，必须食一些粥类食物，否则会导致脾胃虚弱。这与现代儿科学提出的半岁以上小儿就应添加辅食，否则会导致营养不良的观点是基本一致的。

关于去胎毒方法的论述，《幼幼新书》除引用宋以前的相关医籍外，也引用了《小儿集验方》等宋代医书的相关内容，说明宋代儿科医家也同样重视初生婴儿胎毒的去除。尽管胎毒学说的提出已有千年历史，但到目前为止，人们还不能确定胎毒致病的意义。自20世纪70年代开始，我国不少学者应用去胎毒的理论，采用中医中药预防新生儿溶血病取得成功，从一个侧面反映出中医去胎毒的方法在临床中具有实际指导意义。《幼幼新书》中关于小儿养护的论述，在范围上未能突破唐代的小儿养护范畴，但在内容的充实度上进一步加强，是迄南宋为止有关小儿养护内容最为完整的一部儿科专著。

（十）五脏辨证

1. 主张儿科疾病以五脏为纲

脏腑辨证，最早源于《素问》中的"风论""痹论""痿论""咳论"等，后《难经》《伤寒杂病论》《中藏经》等书皆对此理论有所发展。至钱乙《小儿药证直诀》，观察到小儿稚阴稚阳，将脏腑辨证理论应用于儿科，并结合自己的经验，总结出以"五脏"为中心的儿科辨证方法。

钱乙指出，五脏的主要症状分别为：肝"哭叫目直，呵欠顿闷，项急"；心"多叫哭惊悸，手足动摇，发热饮水"；脾"困睡泄泻，不思饮食"；肺"闷乱哽气，长出气，气短喘息"；肾"无精光，畏明，体骨重"，加之小儿五脏易虚易实，故而心若虚则"卧而悸动不安"，实则"叫哭发热，饮水而搐"；肝虚则"咬牙多欠气"，实则"目直大叫，呵欠项急，顿闷"；肺虚则"哽气，长出气"，实则"闷乱、喘促"。钱乙这些观点，均被收载于《幼幼新书·卷第三·五脏所主病第一》。除此之外，刘昉亦引用了其他医家的说法来支持五脏辨证思想。如《惠眼观证》中论五脏之气各有所主。其曰："心主于脉，其性动而荣于面，恶于热，因热所伤则脉浊。肺主于皮，其性坚而荣于毛，恶于寒；因寒所伤则皮涩毛立。脾主于肉，其性浓而荣于唇，恶于湿；因湿所伤唇枯肉肿。肝主于筋，其性曲直而荣于爪，恶于风；凡惊风搐搦，本因风气激肝，至令筋动发搐而指爪青黑。

此爪者，筋之余气。肾主于骨，其性流润而荣于发，恶于燥。凡疳劳久泻，下虚上盛，梦中咬齿，须发焦枯。"又如《汉东王先生方·论小儿惊风可医者十一》中有言："夜啼至晓，惊入肠。何以知在小肠？小肠，是心之腑。心属南方丙丁火，阴阳相克，故入小肠，至晓乃歇。"说明儿科疾病是以五脏为纲。

2. 诊断疾病多以五脏为纲

钱乙继承《黄帝内经》理论，将小儿面部与五脏相关联。其曰："左腮为肝，右腮为肺，额上为心，鼻为脾，颏为肾"。又将目与五脏相关联。其曰："赤者心热，淡红者心虚热，青者肝热，黄者脾热。"这些收载于《幼幼新书·卷第三·察形色治病第九·辨五脏受惊积冷热形证图》之中。除此之外，刘昉还引用了《惠眼观证》中的相关论述："心之受病，既见于面黄脸赤，而又胸膈烦躁，口鼻干粗及患面疮，或泻、惊、脓，与夫喘息声粗，见水惊怕。肝之受病，既见于摇头揉眼，而又遍身涩痒，毛焦发立，覆地而卧，及眼生斑疮，或腹中气癖，与夫夜睡多汗。肺之受病，既见于脸白，喘粗气急，而又憎寒壮热，大肠冷滑，及鼻下常烂，咯唾脓血，与夫咳喘虚胀。脾之受病，既见于腹上多筋，吃食难化，好吃泥土，粪中虫出，及泻痢频，并多睡，与夫拈眉咬甲。肾之受病，既见于牙龈患疮，而又胸膈焦渴，小便浊水及下部开张，夜中狂叫，与夫弩咽多黑。"此论主要阐述诊断疾病要归根于五脏，以五脏为纲。

五脏辨证，并不意味着五脏之间的割裂。相反，刘昉非常重视五脏间的相互影响。在《幼幼新书·卷第三·五脏病相生刑克第二》中，刘昉引《汉东王先生小儿形证方》所论五脏相生相克，就将五脏与四时相关联，不仅说明五脏是一个相关的整体，还体现出刘昉非常注意四时五行对小儿的影响。

刘昉

临证经验

　　《幼幼新书》这部鸿篇巨著，所包含的医论、医方颇多，虽然都是刘昉所辑他人所著，但纵观全书即可发现，刘昉所集的皆为"令博撰诸家及自经用有效者，以为此篇。凡百居家，皆宜达兹养小之术，则无横夭之祸也"（《幼幼新书·序》），即所收录的条目，皆为刘昉认可且临床验证有效的，从一个侧面可以反映出刘昉的学术思想和临证经验，故而笔者将这些医论、医方归纳总结，以飨读者。

一、治法多样 🦩

　　儿科疾病病种繁多，传变迅速，传统汤剂难以应对所有的情况，且在给药方面有一定难度。《幼幼新书》中收录了大量的治疗方法，除常用的内服汤剂及丸、散、膏、丹外，还有很多其他的治疗方法，如吐、下、灸、刺、熨、浴、粉、摩等法，皆应机而用。刘昉认为：若病在胸中，必使用吐法而愈；病在肠中，乳哺不进，则必使用下法而愈；重腭、重龈，应治以微针；突发痫惊等证，治以灸焫。熨风池以泄微邪，浴皮肤以散寒热，摩囟以通鼻塞，粉汗以密腠理。各种治疗手段都要配合小儿的病情使用，这是刘昉编著本书选方广泛的原因，也是刘昉在收集儿科资料时注意与临床相结合的体现。

（一）内治法

　　丸剂与散剂，具有体积小，便于携带，容易吞服，剂量便于掌控等优势，一般用于如惊风、痫、高热等突然发作，需要急救的病证。《幼幼新书》中多收录丸剂、散剂，临床便于使用以发挥急救的作用。如《幼幼新书·卷第八·惊候》中，记载用太一散、祛风散、白金散、铁粉散、龙齿散、天竺黄散、牛黄丸、虎睛丸等定惊息风；《幼幼新书·卷第十四》诸门中论身热病治疗，用解肌散、升麻散、麦门冬散、葛根散等退热。同样，治痫证所用方剂，也大多为散剂、膏剂这类成药，以解决痫证当下的抽搐，如醒脾散、睡惊膏、朱砂膏、雄朱散等。

除外直接服用，《幼幼新书》中还有其他的给药途径。如抽搐之时口噤，以药擦牙关与舌根下；《幼幼新书·卷第三十·鼻衄第三》，记载了大量鼻饲的散剂。此外，"痔疾门"中还有坐药方，如被褥上安药纸，坐三两上；以及肛门给药，如麝香、矾石、巴豆、附子、珍珠、雄黄展取药着绵上，纳谷道中等。

（二）外治法

外治法，是《幼幼新书》中的一大治疗特点。小儿肌肤柔嫩，脏气清灵，外治之法作用迅速，可直达病所，更少了给小儿灌服汤剂的过程。而且，使用安全，毒副作用相对较小，适应证广泛，易于推广。现将《幼幼新书》中所载的12种外治法总结如下：

1. 擦拭法

在《幼幼新书·卷第四·拭儿口法第九》中记录了大量擦拭法，如以井华水或微温水，擦拭小儿口以防生口噤、积热、风疾病；又如以金银花、甘草水或黄连煎汤，擦拭婴儿口以去除胎毒。《幼幼新书·卷第三十五·一切丹第二》治丹毒、痈疽始发，以荞麦面和鸡子白涂之。《幼幼新书·卷第二十五·走马疳第一》治走马疳口臭，牙齿损烂，以麝香、黄柏、青黛、雄黄研细末，棉缠箸擦齿上或寒水石研细擦齿。《幼幼新书·卷第七·夜啼第九》治夜啼，以生姜自然汁，涂背上、心头。《幼幼新书·卷第三十三·鼻塞第二十一》以羊髓、薰陆香煎至香黄后，摩背上，可使鼻通。《幼幼新书·卷第十三·中风口噤第五》治口噤，用开关散，以蜈蚣、白僵蚕、天南星、麝香、猪牙皂角蘸取生姜汁，擦牙关及舌根下。《幼幼新书·卷第二十五·鼻疳第三》治小儿鼻口疳蚀生疮，以石胆芦荟研末，频擦即生好肉。治咽喉肿痛，龙石散，以寒水石、朱砂、生脑子为细末，擦患处，即愈。

2. 熏法

熏法，有干熏和湿熏两种。干熏法，即用中药，如甘松、檀香、艾叶等药，燃烧取烟熏室内。湿熏，可用中药煮汤，用药蒸汽熏蒸室内，让患儿皮肤接触及口鼻吸入药气而疗病的一种方法。如《幼幼新书·卷第十八·疮疹出不快》中，麻疹未透，用芫荽、西河柳煎汤熏，使空气湿润有助透疹；又如《幼幼新书·卷第三十六》中，因疮而肿痛或中风寒或中水者，取多烟之物烧熏，汁出愈；《幼幼新书·卷第十四·伤寒第八》治外感风寒之邪高热者，以铧铁、胡油麻、松柏叶、牙硝、乳香、金箔、白芥子捣为散，蜜丸如弹子大，烧熏儿双足，微有汗，瘥；《幼幼新书·卷第十八·疮疹爱护面目第九》中，治疮疹入眼，以猪肝、竹叶煮水熏眼；《幼幼新书卷第二十五·口齿疳第二》中，治小儿口中疳疮，烧大麻子烟熏之；《幼幼新书·卷第六·齿不生第六》中，治行迟或无力，以柴胡、草乌头、赤小豆、吴茱萸、羌活、晚蚕砂为末，热水泡黑豆后，去黑豆，入前药，煮后，熏锉闪处，令出骨中汗。

3. 洗（浴）法

即用中药煎汤，用药液洗涤患儿体表的一种治疗方法。其借药力将药物作用于局部，促进气血畅达，在小儿外科疾病中应用颇广。如《幼幼新书·卷第三十五·一切丹第二》中治丹毒，用柳叶煮水洗患处。《幼幼新书·卷第六·行迟第十六》治小儿行迟，以苦参、茯苓皮、苍术、桑白皮、白矾、葱白锉细，沸水浸药后通温与儿浴。《幼幼新书·卷第七·惊涕第七》中治小儿客忤、惊啼叫，先以桃柳汤浴儿，再以灶中黄土、鸡子相和，涂五心及顶门上。《幼幼新书·卷第五·初生眼不开第二》治初生眼不开，以黄连、秦皮、灯心、大枣用竹筒煎汤洗之。《幼幼新书·卷第六·发不生第七》治小儿发不生，以蔓菁子捣为末，猪脂调涂于秃处佳。

4. 喷药法

如《幼幼新书·卷第十八·疮疹出不快》中，在治疗疮疹时，以胡荽酒喷背上、四肢，令速发出。

5. 热熨法

热熨法在《幼幼新书》中使用极为广泛，用于口眼歪斜、乳癖、大便不通、小便不通、阴肿等。如《幼幼新书·卷第二十八·洞泄第七》有载：车前子加食盐炒热熨脐治泻，茴香加食盐炒热熨腹治腹痛。中焦之病，以药切粗末炒香布包缚脐上为第一捷法。热熨法不止于熨脐，其他部位，风寒湿痛，熨之皆有效。《幼幼新书·卷第十三·中风口斜僻第九》有载：治口眼歪斜，蝉壳、寒食、白面，研细，酽醋调为糊；患左斜，右涂；右斜，左涂；候口正，急以水洗却药；又如引《太平圣惠方》用瓜蒌瓤以水绞取汁，和大麦面搜作饼子，炙令热，熨正便止，勿令太过，同样是以热熨法治疗幼儿口眼歪斜。《幼幼新书·卷第二十二·乳癖第四》治小儿乳癖，以芫花、大黄、蒜研烂，男左女右，涂乳母手心，熨擦癖上。《幼幼新书·卷第三十·大便不通第六》治大便不通，以桃叶、木通、灯心、川朴硝、葱白细锉，醋三碗，煎，去滓，药液坐浴，药滓熨脐。《幼幼新书·卷第三十·小便不通第七》治小便不通，以木通、生姜、葱白、陈皮、川椒，用法如上，大便不通，立效。治阴肿，蛇床仁、柳蚰屑，煎六、七沸洗之，取滓，裹熨儿肿处。

6. 填脐法

即用中药粉剂或糊剂填脐而疗病的方法。脐部对胎儿来说，是生命维系之蒂。小儿出生后，脐蒂内连脏腑；若脏腑不调，产生疾病，通过脐部药物敷贴，亦易直达病所，疗效十分显著。尤其是对于腹脐所主的脾胃病证更为直接。填脐法在《幼幼新书》中广泛存在于各个章节。如《幼幼新书·卷第四·裹脐法第十二》中婴儿初生断脐之后，宜着熟艾浓裹爱护。《幼幼新书·卷第五·初生脐肿湿第十六》治小儿脐赤肿方，用杏仁杵烂后，敷脐上；或婴儿脐疮肿湿，经久不瘥，以胡粉、干姜、白石脂再研，用药一至半钱，敷脐中，时时用；又或以当归焙干为末，研细，着脐中，频用。《幼幼新书·卷第十·惊风内第七》中治小儿虚风瘛疭，白丁香、蝎梢、蜈蚣、胡黄连、白附子为细末，取葱涎为丸如鸡头大。每服一丸，葱汤化开，填在脐内，常用热手熨摩。

7. 坐法

用药物捣烂布包，让患儿坐于药上或药物煎汤患儿坐浴、坐熏的治疗方法。除可治会阴及肛门疾患外，下焦肝肾、大小肠、膀胱之病皆可治之。《幼幼新书·卷第三十·疝第五》中有坐法治疗小儿内吊（即阴囊上缩，小腹掣痛难忍的一种病症，民间所谓阴气走子），用小茴、吴茱萸煎汤坐浴，其效甚好。《幼幼新书·卷第三十·痔疾第十九》中有"坐药方"，蛇床子、荆芥半两为末，蜗牛二七枚，共研烂，涂纸上，每发时，先用白矾热水洗痔后，被褥上安药纸，坐三两上。

8. 涂足心法

足心，即涌泉穴。凡治下部肝肾之病，皆宜贴足心。用吴萸贴足心，可治小儿遗尿，腹泻，或微火烘之。又可引热下行，治衄血、牙痛、口疮等。《幼幼新书·卷第六·囟填第三》中有凡小儿生下一月，日内或囟门肿，乃受胎热气，即用黄柏膏涂于足心涌泉穴。《幼幼新书·卷第二十二·乳癖第四》中治小儿奶癖，以紫河寒食面为细末。每服一匙许，水调涂足心，病在左涂左，病在右涂右。《幼幼新书·卷第三十四·口疮第一》中治小儿口疮方，大天南星去皮，只取中心如龙眼大为细末，醋调涂足心；亦可以黄柏、天南星等分为末，酽醋调，涂足心。

9. 敷贴法

将中药研成粉末，或调成糊剂，或制成药饼，或研粉撒布于体表部位（穴位）的一种治疗方法。包括疮、疖、痈、肿等皮肤疾病，小儿内科许多疾病，均可用此法治疗。《幼幼新书》中有 120 门，近 400 首方子用的是敷贴法。如《幼幼新书·卷第三十五·一切丹第二》中治小儿丹毒方，捣马齿苋，以滓敷之，或以甘草捣敷之。又如《幼幼新书·卷第六·发不生第七》中治少小头不生发，楸叶捣取汁，敷上立生。《幼幼新书·卷第六·发黄第八》治小儿头发发黄，腊月猪膏和羊屎灰、蒲灰等分敷之，三日一为，取黑止。《幼幼新书·卷第三十三·月蚀疮第十五》治小儿疳疮，以猪脂和胡粉敷之，五六度。

10. 药枕法

如《幼幼新书·卷第四·小儿初生将护法第二》中，小儿初生以菊花为枕枕之，可去胎毒。又如《幼幼新书·卷第三十三·百虫入耳第十九》治疗百虫入耳，炒胡麻捣之，以葛袋盛，倾耳枕之即出。

11. 香粉法

《幼幼新书·卷第二十·喜汗第五》中治疗多汗，可用香粉扑之，即牡蛎（火通赤研为粉，一两）与甘松（半两，细研）少许扑有汗处，可频使。

12. 灸法

艾灸的方法散在于《幼幼新书》的各个章节，特别是卷十惊噤，专列一门灸法，治疗小儿惊风口不开的 24 种方法。《幼幼新书·卷第二十·骨蒸第二》中辑有崔知悌《骨蒸病灸方》的内容，包含取穴图、艾炷大小法、取火法、用尺寸取穴法等记述。

二、新生儿护理 🦤

（一）新生儿养护

刘昉在《幼幼新书》中，详细收录了众多养护新生儿之法。从饮食到着衣，从乳儿之法到乳母的选择，事无巨细皆有涉猎。很多细节，在今天依然有指导意义，让人不得不佩服中医学的璀璨与刘昉对于儿科事业的用心。

1. 着衣之法

小儿不可着"暖衣"，不可着"新衣"。因小儿出生之时，肌肤娇嫩，过暖的衣服易令新生儿筋骨缓弱；亦不可着新衣，因新衣未经过多的揉搓，较旧衣质地偏硬，易损伤小儿肌肤。

小儿应当着薄衣。春夏之时，不可骤然减少衣服，否则易中风寒，要从秋天开始，使小儿慢慢地适应薄衣，则冬天必定耐寒。无论白天夜晚，小儿是否睡眠，都要注意不要使小儿出汗，因汗出则容易伤及小儿之阴，易于遭受风寒之邪。当消息无令汗出，汗出则致虚损，易受风寒。

2. 宜时见风日

常在室内或穿着很厚重的衣服，皮肤没有经历阳光的照射，就像在阴暗地方生长的草木一样，软弱不耐风寒。天和暖无风之时，可将小儿抱至太阳下玩耍，则血凝气刚，肌肉紧实，堪耐风寒，不致疾病。

3. 饮食宜节制

刘昉摘录了《诸病源候论》中小儿饮食出现异常时的调养：当小儿出现乳食减少时，应先减少喂养，稍微通利大便，则不至于生寒热。当小儿稍稍长大，添加辅食也应当增量，切记添加辅食不可令咸。若此时出现饮食减少的情况，则说明小儿已有不适，应稍用些药，并停止喂养辅食，而应改为全乳喂养。此种喂养方式，时至今日也非常有指导意义。

4. 慎护风池

要经常注意小儿颈部风池穴，不能大汗淋漓。若颈部风池壮热，即须熨，使微汗。微汗后仍壮热，可灸两风池及背第三椎、第五椎、第七椎、第九椎两边各二壮，与风池共为十壮。一岁儿七壮，儿大者以意节度，增壮数可至三十壮。惟风池特令多，十岁以上可百壮。小儿常须戴帽，以菊花为枕，慎护风池。

5. 立夏后治疗方法需谨慎

立夏后发生疾病，要慎用针、灸、吐、下之法。因为，针灸伤经络，吐下动腑脏，应以一些外治法疗之。如《幼幼新书》中提到的除热散、除热赤膏或脐疗法，或物理疗法里的热水浴，在护理方面要注意周围环境温度不能太高，多饮水，沐浴时注意使用清洁之水等。

6. 小儿剃头

《幼幼新书》记载了小儿满月后剃去胎毛的习俗，并强调初次及以后每次剃头均要于温暖避风处，剃后须以生油、杏仁、腻粉头上捺之，以避风邪。

（二）护理脐带

1. 断脐法

《千金要方》中有"断脐不得以刀隔，须隔单衣物咬断，并以暖气呵七遍"的记载；并强调断脐后沐浴小儿，一定不可使脐中沾水；断小儿脐带时，应当留六寸，不可太长亦不可太短。《太平圣惠方》《婴童宝鉴》中也有同样的观点。这些观点在当时的条件下，可最大限度地保护婴儿。

2. 灸脐法

《幼幼新书》中记录了两种灸脐法，一种以豆豉、黄蜡（各一分）、麝香（少许）灸在断脐上，后以封脐散封上。另一种看脐上有赤脉直上，于脉尽头灸之，至赤色散，则小儿安乐易养。

3. 裹脐法

《千金方》与《婴孺》的裹脐法同，皆是以白色柔软之布，四寸大小，搭配新绵半寸，在室内温暖的环境下，裹脐。二十日后，解开查看。若不愈，以温粉粉之。一月仍有汁不愈者，烧虾蟆灰粉之，日三四次。而张涣则主张婴儿初生断脐之后，用熟艾浓裹如。《外台秘要》刘氏疗小儿初生至七日者，脐欲落封药方，药物组成为雄鼠屎（七颗）、干姜（枣许大）、胡粉（三分，熬）、麝香（少许）、绯帛灰（一钱匕），旨在预防脐风（破伤风）的发生。

（三）哺乳之法

1. 乳母的选择及禁忌

刘昉引用《千金要方》所云："乳母者，其血气为乳汁也。五情善恶，悉是血气所生也。其乳儿者，皆宜慎于喜怒，夫乳母形色所宜，其候甚多，不可求备。但取不胡臭、瘿瘘、气嗽、病疥、痴癃、白秃、疬疡、沈唇、耳聋、齆鼻、癫痫无此等疾者，便可饮儿也。师见其故灸瘢，便知其先疾之源也。"《幼幼新书》中所选录了《千金要方》中所载大量下乳之方，以及《张氏家传》通奶方等民间验方，为临床治疗产后缺乳提供了参考。刘昉还列举了乳母除注意寒热与心情调畅外，在饮食方面的诸多禁忌。如乳母可食炖煮时间较长的肉、青菜，忌食豆、酱、韭、蒜等。若小儿患疳证，则乳母不得食羊肉及鱼。

2. 乳儿法与哺儿法

"哺乳"一词，现指用母乳喂养，但在古代意义有所不同。《说文解字》中"哺"的意思，为"口中嚼食，凡含物以饲曰哺"；"乳"的意思，为"人及鸟生子曰乳，兽曰产。"在《幼幼新书》中，"哺"和"乳"的概念，较《说文解字》有所拓展，"乳"为以母乳喂养小儿，"哺"则为以乳汁之外的食物喂养小儿。故《幼幼新书》中，有乳儿法与哺儿法两门。

（1）乳儿法

在"视儿饥饱节度"的喂养原则下，刘昉广引《千金要方》《太平圣惠方》《婴孺方》等书的乳儿法，阐述了诸多乳儿所需留意之处，将其概括为九不乳法，即"饱不乳，脐未愈不乳，夏不热乳，冬不寒乳，新房不乳，怒不乳，新吐下不乳，醉不乳，瘵不乳"。

（2）哺儿法

由于古代医疗水平的局限，若新产妇无乳，除以他人之乳和动物乳替代外，并无其他的乳汁来源，故而有出生后几日即"哺儿"的传统，虽与现代有所不同，但在当时的条件下，确实有非常重要的现实意义。

哺儿之物皆为流质，如"以碎米浓作汁，饮如乳酪""大豆汁""粟米煮粥饮"等。哺儿之量强调"虽哺勿多，由少至多"。如《千金要方》中云："十日始哺如枣核，二十日倍之，五十日如弹丸，百日如枣。"哺儿之时多有不同，刘昉所引之书中各个不同。如《千金要方》有"十日"说，有"三十日"说;《婴孺方》有"二十日"说，《婴童宝鉴》有"五十日"说。虽初哺之时不定，但具有"少少与之，以助谷神"的统一认识，虽然哺儿之法与现代科学的喂养理念相左，但是哺儿之法少而精的原则，或许可以给现代喂养模式提供一些启发与参考。

（四）去胎毒法

"胎毒"的概念，至今尚未有定论，一般有狭义、广义之分。狭义指胎中所禀热毒，与多种后天热性疾病的发病相关；广义则指与后天发病有关的各种先天性致病因素。"胎毒"思想，贯穿于整个中医儿科发展史。如《素问·奇病论》曰："人生而有病癫疾者，病名为何？安得之？岐伯曰：病名为胎病，此得之在母腹中时，其母有所大惊，气上而不下，精气并居，故令子发为癫疾也。"其后的医学典籍中，又逐渐出现"胎疸""胎怯""胎寒""胎弱""胎热"等诸多类似名称。如《幼幼新书》中，出现"胎疸"5次（《幼幼新书·卷第三·禀赋之殊第六》、《幼幼新书·卷第二十·黄疸第八》）、"胎怯"2次（《幼幼新书·卷第三·病证形候第八》、《幼幼新书·卷第十九·胎热第一》）、"胎弱"1次。而"胎寒"与"胎热"则各有一门专述，其中出现"胎毒"2次，均为引用张涣的医论（卷第五初生有重重龈，第九初生有鹅口第十二）。这与现在所认为的"胎毒"首现于《小儿卫生总微论方》（1158）不符。

《幼幼新书》总结的拭儿口法、浴儿法、甘草法、黄连法、韭叶法、朱蜜法、牛黄法等多种新生儿护理方法，均被后世认为与去除胎毒有密切关系。

浴儿法，指以猪胆、桃根、李根、梅根、苦参、白芷等药物煮水沐浴小儿，以除胎秽，防止疮疖等疾病，并提出新生儿若生病无法服药，可用药浴法。

拭口法，指小儿初生，以绵裹指，拭儿口中及舌上青泥恶血；若不急拭，啼声一发，即入腹而致百病。另据《太平圣惠方》记载，小儿出生之时，除拭口外，还应将小儿过长的舌系带割断。

此外，指出予新生儿甘草汤、黄连汤、韭根汁、蜂蜜牛黄等，均可以使小儿吐出秽物，以保小儿之健康。

三、新生儿疾病

新生儿疾病主要收录在《幼幼新书·卷第五》中，被刘昉总结为"初生有病"，共17门，包含了吐不止、重舌、口噤、鹅口疮、木舌等初生婴儿的大部分异常情况，还有少量内容散在于其他各卷。

（一）脐风

脐风为小儿断脐后，或为外邪所乘或为秽污沾染，脐肿突出，面赤喘急，甚则发搐的一种疾病，在古代非常常见。《幼幼新书》专列《幼幼新书·卷第五·初生脐肿湿第十六》和《幼幼新书·卷第五·初生有脐疮第十七》两门，并有少量脐风内容收录至《幼幼新书·卷第五·初生著噤第十一》《幼幼新书·卷第九·急慢惊风第一》《幼幼新书·卷第十一·痫论第一》，有关脐风的预防与养护收录在《幼幼新书·卷第四·断脐法第十》与《幼幼新书·卷第四·裹脐法第十二》两门中。

刘昉在有关脐风的论述中，收录了《太平圣惠方》《婴孺方》的医论和《颅囟经》《外台秘要》《子母秘录》《汉东王先生小儿形证方》《茅先生方》（已佚，刘昉注：少室山无梦茅先生方）等书的方剂。

脐风病因，有水湿、风冷、风湿、胎热等。《幼幼新书》中所述病因："论夫小儿脐风者，由断脐后为水湿所伤。或水在绷袍之中，乳母不觉，湿气伤于脐中。"亦有"或袍湿气伤于脐中，或解脱风冷所乘。"又有因胎热而致"此候因母受胎时，好吃猪、鸡、酒、面，恣情餐啜，遂流热毒聚在胞中，牙儿饮母热，血脉五脏未成就，故受风邪而得。"也有风湿所伤，"古方小儿有脐风候，有脐湿候，有脐疮候，三者皆因断脐之后，为风湿所伤而成疾也。"书中论"脐风"，有"四肢不利，脐肿多啼，不能乳哺，""腹脐肿满，口撮身热，""四肢不利，多啼不能乳哺"等症状，这是新生儿破伤风较为典型的症状描述；还指出危重症候，"如见脐四边黑，口撮不开，此为内搐，不可治之，不在用药。爪甲黑，当日死"。

倘若因养护失宜，小儿不慎患上脐风，《幼幼新书》中记载了多种治疗方法，剂型也显出多样化。如有《太平圣惠方》封脐雄鼠粪散方，《茅先生方》小儿贴脐风，豆豉膏方（豆豉、天南星、白蔹、赤小豆）；以及《吉氏家传》（已佚，刘昉将其归为"近世方书"，并注：得之前岳州平江令吉之谦伯家藏，乃谦伯手集之方）吹鼻剂，药用金头蜈蚣（一个）、青州蝎梢（四个）、白僵蚕（七个）、瞿麦（二字），上为末，用一字许吹鼻内，嚏时可医。更用薄荷水下一字在口。

（二）新生儿鹅口疮

鹅口疮是以口腔白屑为特征的一种常见疾病，因口腔满布白屑时状如鹅口而得名，又因色白如雪片，名"雪口"。《幼幼新书》中称为"小儿鹅口"。本病无明显季节性，常见于禀赋不足，体质虚弱，营养不良，久泻的小儿，尤以早产儿、新生儿多见。《幼幼新书》中涉及鹅口疮集中在《卷第五·初生有鹅口第十二》与《卷第五·初生有重舌第八》两门，所收录的医论出自《颅囟经》《惠眼观证》《诸病源候论》《千金要方》《茅先生方》，养护方法出自《肘后备急方》，治疗方剂出自于《千金要方》《惠眼观证》《简要济众方》（已佚，据宋志记载作者为周应）《子母秘录》（已佚，据宋《崇文总目》记载作者为许仁则）、《孔氏家传方》（已佚，刘昉注：孔参议家藏，号东家方）。

《幼幼新书》中强调新生儿鹅口疮的病因为胎中受热，或热在上焦或心脾热气熏发于口，又论及鹅口疮为初生有胎毒，与口疮、重舌等新生儿疾病有共同的病因。书中还论及鹅口疮的临床表现有：口裹白屑，舌上有白屑如米，甚则满口生疮如膏似鹅口，这些都与现代小儿鹅口疮的典型临床表现相符。治疗方面，除以清热为主的地黄膏、保命散、天竺黄散、牛黄膏外，更有方便取材的井华水、鹅屎汁、黍米汁擦拭等。

（三）胎寒

《幼幼新书》中胎寒的内容大多被收录至《卷第二十一·胎寒第一》门，其他零散收录至第二十一卷腹痛、伤泻、大便青，第五卷初生不吃奶，第七卷喜啼、惊啼等内容中，从《幼幼新书》中所述胎寒的临床表现：腹痛、饮食不消、泄泻、面青、呕吐、不时啼哭、甚则腹胀、手握拳、面色青黑等可知，胎寒泛指胎儿出生后出现的脏腑皆寒的多种临床表现，尤以腹痛、腹泻、呕吐、四肢厥冷为特点，包含了西医新生儿肠绞痛及硬肿症的临床表现。

关于胎寒的医论，刘昉收录了《诸病源候论》《千金翼方》《惠眼观证》《茅先生方》关于胎寒的治疗，收录了《婴孺方》《太平惠民和剂局方》的方剂。

有关胎寒的诊断，除了上文提到的腹痛等临床表现外，刘昉在《幼幼新书》的多个章节中均强调"小儿大便青不欲食"即为胎寒，为防止见到相似症状即判断为寒证，刘昉又引《茅先生方》中条目，说明当患儿表现为"胎寒"的口舌冷，腹鸣，面青，不食乳等症时，实为其母有疾，伏热所侵，治疗使用清热的朱砂膏和镇心丸，并出注释，表明此种情况与众多医书相悖，提示后学者"审虑"。

在胎寒的治疗方面，刘昉所选用的方剂多以调理气机，疏通经脉为主，根据不同证型分别治以温阳散寒、通腑泄热、温中补虚等。常见药物有：白术、当归、人参、芍药、郁李仁、大黄、枳壳、青橘皮、木香、丁香、干姜等。并收录《太平圣惠方》的外治法：小儿羸瘦，食饮少，不生肌肤，灸胃俞穴各一壮。在第十二椎下两旁各一寸半陷者中，炷如小麦大，灸三壮（《婴童宝鉴》）。补充了小儿因胎寒而致羸瘦的调理方法。

（四）胎热

《幼幼新书》中胎热的大多数内容收录在第十九卷胎热门中，其余分散在第三卷胎中受病门、第六卷囟填门、第七卷夜啼、第三十六卷毒肿门。有关胎热的医论，刘昉引用两条，分别出自《茅先生方》和《小儿药证直诀》，所述胎热表现一种为身黄、眼不开；另一种为身壮热如淡茶色、目赤、大便黄稠，相当于现代医学的新生儿黄疸。从描述可以看出，刘昉当时已将胎热分为轻症与重症，与现代医学的生理性黄疸与病理性黄疸的分型相吻合。

由于初生儿无法饮药，刘昉所引用治疗胎热的方法首推"浴体法"（天麻、蝎尾、朱砂、麝香、白矾研末，同煎至十沸，温热浴之），涉及的方剂有：紫龙水、银液丹、朱砂丸。

四、急慢惊风

惊风为儿科四大证之一，对于惊风的认识，历代医家见仁见智。上推至春秋战国至隋唐时期，小儿惊风称作"痫"，而"惊风"之名，正是出自《幼幼新书》。其所载宋以前医书《玉诀》（刘昉注：太元真人撰）中，最早出现了"小儿惊风"的病名，并且有"急慢惊风"和"慢脾风"之称。至于"小儿急惊风"和"小儿慢惊"之称，则最早见于其所载医书《石壁经》中。《太平圣惠方》虽然也有"慢惊风"的称谓，但实为急惊风的迟缓型。《幼幼新书》在惊风之后另立两卷阐发痫病，小儿惊风与痫病已有了一定的区分，但仍有时惊风与痫混称，如其卷八第一门所收《诸病源候论》论发惊甚者为痫，变蒸亦微惊，此时惊、痫仍混用。至明清时期，痫病才明确区别于惊，多指癫痫。本书中，还提及惊风与变蒸的鉴别。变蒸为小儿正常生理现象之一，其虽也有发热、微惊之候，但程度轻、时间短，无须特殊处理。然其偶有发展为惊风之状，此则另作他论。

惊风一证，《幼幼新书》中共有 3 卷论及，《幼幼新书·卷第八》共 9门，《幼幼新书·卷第九》共 3 门，《幼幼新书·卷第十》共 12 门。在惊风的认识上，刘昉收录的医书多达近百种。后世在《幼幼新书》的基础上，多以病因及临床表现之不同将惊风分为急惊风、慢惊风两大类。《幼幼新书》亦单列一卷阐述急、慢惊风之不同，然其收录之观点多样，急、慢惊风之界限并不十分明确。在急、慢惊风的分类上，名称繁杂众多。《幼幼新书》中涉及的分类，主要收录钱乙及万全的观点。除急、慢惊风为大类外，亦有篇目按病因划分者，如惊热、惊积、惊虚；按症状表现划分者，如搐搦、狂语、惊悸、多困等。在中医发展的源流中，对疾病的认识是不断加深的，但很多名称仍保留了其原始的特点，或因其病因，或因其疾病特点，甚或因其与自然界的某一现象类似而得名。

同样，对惊风的认识也经过了一个漫长的过程，因而现代对古籍中所记载的惊风的认识并不能完全地分类归纳和理解。对于本书中所收录的篇目，如搐搦、狂语、惊悸、多困等，笔者认为其仅为惊风的表现之一，并无单独命名之意义。《幼幼新书》认为，急、慢惊风即前人所称阴阳痫。其中，分别类似于黄疸之阴黄、阳黄之区别。如钱乙认为，急惊为阳病动而速，慢惊为阴病静而缓，急慢惊风的区别主要在于阴阳虚实寒热。而万全则主要根据发病表现和起病缓急分类命名急、慢惊风，如急惊风则热势较高，起病突然；慢惊风则乍发乍静，迁延数日。急、慢惊风之界限，虽并不十分明确，但《幼幼新书》仍指明了大方向。

至于惊风的病位，目前多认为急惊风病位在肝、在心。《幼幼新书》中，亦广泛收录了大量其他说法。如《小儿形证论》中，基于急惊风的不同临床表现，将其按五脏划分，论述五脏惊传候："一肝脏惊风，令小儿非时窜上眼睛，手脚冷。二肾脏惊风，令儿啮齿，面色赤。三脾脏惊风，令儿夜啼，白日多睡。四心脏惊风，令儿发心热，四肢逆冷。五肺脏惊风，令儿口内热喘，出气细微。"然此处按五脏划分之中，又包含了一般意义上的慢惊风证候，惊邪入脾、入心、入肾。凡临床表现为阴证、虚证者，又可将其归为慢惊。

关于惊风的病因，主流观点认为在于"风"，即外风侵犯、引动内风，在此基础上可夹热、夹痰等。其主要临床表现为抽搐、神昏。后世曹世荣所著《活幼心书》，概括惊风的证候特点为四证八候：痰、热、惊、风四证，搐、搦、掣、颤、反、引、窜、视八候。这些在《幼幼新书》中皆有体现，如《惠眼观证》论小儿惊候："急惊者，本内有风热，面色红赤。又因乳母不自调摄，酒食过度；或涌乳饮儿；或涎停膈中；或风感身内，故中此疾。遍身壮热，吊上眼睛，四肢搐搦，牙关不开。"又如《太平圣惠方》论："夫小儿惊热者，由血气不和，热实在内，心神不定，所以发惊，甚者掣缩变成痫也。"亦如《王氏手集》（亦名《睢阳王氏家传》，刘昉将其归为士大夫家藏，并注：前潭州签判王伯阳家藏方）："儿生后常饶惊悸，眼睡不稳，精神恍惚，摇头上视，温壮多睡，反折啼叫，口眼相引"等。

在治疗上，《幼幼新书》中收录了大量的方剂并指明其出处，从中可以看到古人治疗用药的特点。就用药而言，牛黄、龙齿、麝香、龙脑等清热开窍平惊药必不可少；在此基础上，常加用乌梢蛇、僵蚕、蝉蜕、全蝎等虫类药；甚至使用矿物药，如金箔、朱砂等，用药迅猛而中病即止。对于虚证为主的慢惊风，也常加用祛风止痉药。这些与现代治疗惊风的用药相比，差异较大。现代用药多平和，如息风多用天麻、钩藤、蝉蜕等。但不可否认的是，前人对惊风的认识已较为深刻，其治疗虽以平息症状为多见，但针对惊风病机之根本所在，亦提出了辨治与养护的方法。

（一）急惊风

小儿急惊风的病因，除惊风之名未出现之前，以痫病混称惊风外，"惊风"一词本身就包含了一部分病因，即此病由惊而发，临床表现与风的特性相似。本书中收录的大部分医家的观点，除风之外，都认为还与热有关，甚至热更为主因，高热引发抽搐等风象在小儿中更为常见。在《幼幼新书》中，引用了《诸病源候论》《太平圣惠方》《茅先生方》《小儿药证直诀》《小儿医方妙选》《玉诀》《惠眼观证》《汉东王先生方》等书中有关惊风的医论及诊治经验。其中，或认为惊风的病因为气血不和，内有实热，为风邪所乘；或认为惊风由痰、由惊、由积，生热动风；以至本书在后文另设惊热、惊积门，可见"热"在其中的作用。此外，另有一种特殊类型的惊风，即胎惊，其病因多与其母、其乳母有关，将在后文加以详述。

急惊风的临床表现除四证八候外，重点在"急"字。虽惊风都表现为四肢抽搐、项背强直、两目上视、角弓反张，但急惊风强调其起病更为急骤，热势盛而手足抽搐有力，大小便黄赤甚或伴面赤气喘、口中啼叫等症状，多为阳证、热证、实证。《幼幼新书》中，亦将搐搦、狂语、惊悸、多困等急惊风中较为特殊的症状单独撰写为一篇，共有7门。

搐搦与四肢抽搐有类似之处，但具体而言，搐指肘臂伸缩，搦为十指开合，故《幼幼新书》中亦提出应仔细辨别搐搦之真假。书中主要收录钱乙的观点，认为搐搦主要是因为肝风、肝热引起心热所致，并因发病时间不同，其病机与治疗也有所不同。如早晨发搐当补肾治肝，日午发搐当补肝治心，日晚发搐当补脾治心肝，夜间发搐当补脾治心，伤风后发搐当发散，伤食后发搐当先定搐后化积，百日内发搐治之可发散等。

《幼幼新书》所谓狂语，多指夜寐中狂语，常伴睡卧多惊，多因脏腑积热，心火扰神所致，其主要因素仍在于"热"。惊悸则与风邪的联系更为紧密，风热之邪搏结于心，故心神不安，悸动不定；惊悸又多与高热、烦乱相伴。至于多困，笔者认为归于慢惊风或惊风后遗症更为恰当，故在此不做赘述。

急惊风的治法以攻法为主，如清热、豁痰、镇惊、息风、开窍之类，其用药特点鲜明。《幼幼新书》收录的方剂广，用药大胆，不拘一格，有毒药、虫类药、矿物药，如水银、轻粉等均有所涉及，攻法亦迅猛利落，中病即止，在用量上也强调了"量儿大小"，即充分考虑患儿年龄、生长发育情况，处方细致。

急惊风虽来势急骤，但其预后大多较好。随着小儿生长发育渐趋完全，惊风一证亦不再出现。但急惊风后祛邪未尽，可迁延演变为慢惊风，故实证攻邪宜尽，祛邪而不伤正。本书收录《汉东王先生方》关于惊风"可医、不可医"证候的总结，可医者十一：以五脏六腑为类，非时眼（即不时挤弄眼睛），为惊入肝，喘气微细亦为惊入肝，面青下白为惊入胆，面红赤为惊入心，夜啼至晓为惊入小肠，前后五心热为惊入脾，无时干呕为惊入胃，气喘口渴引饮为惊入肺，喉内如锯为惊入大肠，梦里切牙为惊入肾，睡中惊哭为渴在三焦。此十一者，表现各异，但症状并不严重，为可医之候。不可医者七：惊风爪甲黑为血绝，惊风泻黑血为心绝。惊风日多盗汗为卫绝，惊风忽作邪声为肺绝，惊风咬人是骨绝，惊风眼半开半闭为肾绝，惊风口鼻干黑为脾绝，不可医。

此外，《幼幼新书》中，收载《惠眼观证》所述惊风死候：凡小儿惊风，切忌爪甲青黑，及吐出白虫有血，泻下啼叫无泪，与夫眼直，半开半闭，兼亦咬人时复鸦声，皆不可用药；收载《婴童宝鉴》所述惊痫死候：项软无力，鱼口开，气粗喉中如锯，头不直，面红如妆，目陷无光，啮衣并咬人，两目似开不开，泻下如瘀血，身体若无筋骨。

（二）慢惊风

慢惊风的名称，主要来自与急惊风的对比。如古人称阴阳痫中阳痫指急惊风，阴痫则自然对应慢惊风。慢惊风多起因于脾胃虚弱或脾肾阳虚，而致阳亢或虚极生风；或因急惊风后祛邪未尽，损耗肝肾阴精，虚风内动。本书亦收录了《太平圣惠方》《茅先生方》《小儿药证直诀》等观点，认为慢惊风多数发生在大病或吐泻之后，亦可由小儿先天脾胃虚弱所致。总体而言，其属虚、属阴。究其病因，上述为内因，亦可由外因所引发。如《幼幼新书》转引《太平圣惠方》所论："夫小儿慢惊风者，由乳哺不调，脏腑壅滞，内有积热，为风邪所伤，入舍于心之所致也。"多数医家亦认为，有外风乘之，内外合邪，才导致慢惊风发作。

慢惊风的临床表现，概括书中所录，主要为筋脉不利，双目上视，双手搐搦，潮搐甚者，似搐而不甚搐，心神不安，呕吐痰涎，睡卧多惊；或壮热或遍身冷，乍静乍发，荏苒经日，进退不定等。慢惊风的临床表现，虽较急惊风缓和，但其预后可能更为凶险。正如《幼幼新书》引钱乙所论："凡小儿急惊方搐，不用惊扰，此不足畏；慢惊虽静，乃危病也。"小儿急惊风，若正气充盛，正邪交争虽剧，然其脏气清灵，正盛邪退后，易趋康复；慢惊风，多正虚邪盛，病势缠绵，易于反复。《幼幼新书》中，收录某些慢惊风不治之候，《茅先生方》描述："如见背母，摇头，嘘舌出口，咬奶，眼障泪出，偏搐，死候也，不治"；又《惠眼观证》中"若先潮热，后口相牵一边，手足只搐一边，喉中作拽锯之声，不啼、无泪，此候不可治，三日中死，死后眼生障膜而五脏绝也"。

慢惊风，虽表现为惊风，但其本质为虚证，属标实本虚，可兼有脾、肝、肾等多脏虚候，然多数医者仍认为其以脾虚为主。《幼幼新书》中收录"长沙医者李刚中"的观点，认为脾胃虚损为本，因足太阴脾、足阳明胃表里俱虚，相合受病，风淫所胜而致本病。后天脾胃之气为一身之本，胃为水谷之海，脾之大源，盛纳水谷；清者为荣，浊者为卫；脾气类土而居中洲，气血循环，以灌四傍。小儿脾胃俱虚，则风邪易乘。基于此特点，在治疗上，宜用轻清温补，不宜过用寒凉。也有医者提出，先以息风药镇惊止痉，再投以醒脾驱风药。然笔者认为，慢惊风多为本虚标实，以补脾为本，正盛邪自退。

（三）慢脾风

《幼幼新书》中将慢脾风单列一门，认为慢脾风区别于慢惊风，为另一病证。但现代大部分观点认为，慢脾风即为慢惊风中的脾肾阳衰证，为虚极之候，乃阳虚极而生内风，仍属于慢惊风。《幼幼新书》则强调慢脾风的病变重点在脾胃，病因脾胃而起，又以脾胃症状为主，脾胃虚弱，则肝脏乘虚，或因久泻久痢，或因呕吐不止，多表现为时时吐呕、频频咬齿、手足瘛疭、舌卷头低、两眼上视等。

治疗以醒脾、健脾、祛涎息风为原则；常用方剂，如玉诀醒脾散、郑愈醒脾散等。

此外，书中还有慢肝风，主要以眼部症状明显，多表现为眼涩羞明，或伴目肿、出血，故名慢肝风，治疗以清肝明目息风即可，预后良好。

（四）其他

除以上所述惊风之外，《幼幼新书》还收录了某些比较特别的惊风之证，或近似于惊风之病证。一是胎惊。胎惊，主要责之于母亲。婴儿在胎中之时，腑脏未具，神气微弱，动静喘息，皆随其母。其母若调摄失宜，或食饮不节，喜怒不常，或坐卧当风，或乳食失理，洗浴当风等，则小儿形多怯弱，囟门迟闭，可见壮热吐泻，心神不宁，手足抽掣，身体强直，眼目反张等。治疗上，除小儿外，其乳母也应加以调养，宜用祛风涤痰，平惊安神之法。

二是惊热，除惊风表现外，其热象明显，可见潮热无度，手足逆冷，心中烦闷、消渴等症状，治疗应注重清热开窍。

三是惊积，为热渐积于脾所致。症见或吐或泻，肚腹积热；甚或夜寐自觉腹中有物跳动，初起手足搐搦并不明显，失治误治后则比较显著。在治疗上，除镇惊止痉外，更为重要的是调理脾胃，恢复其正常功能。

四是惊虚，主要以正虚为本，与上文慢惊风、慢脾风大体类似，但多有痰涎壅盛之候，治疗不应忽略化痰之法。

此外，《幼幼新书》中，还根据惊风表现的特殊性，另提出五证，即天瘹、惊风内瘹、盘肠气瘹、猢狲嗽、白虎病。

天瘹，"瘹"字意为狂病，《幼幼新书》将天瘹、惊风内瘹另设篇章，此二门在于强调其惊风症状明显。天瘹，亦有通"天吊"一说，认为其主要指眼目上戴之象明显。天瘹多由乳母食饮无常，酒肉过度，致脏腑风热，痰涎壅滞、邪热蕴积所致；表现为心神惊悸、眼目翻腾、壮热不休、四肢抽掣；在治疗上并无特殊；然书中记载的死候：眼视、鱼口、鸦声、眼黑无光、指甲黑，需予以警惕。

惊风内瘹，《幼幼新书》收录《汉东王先生小儿形证方》之论，认为其与后文所述盘肠气瘹及虫痛发作时表现相似。惊风内瘹，症见眼尾有细碎红脉现者；盘肠气瘹，症见腰曲、空啼无泪、上唇干、额上有汗；虫痛则吐涎，唇口紫色等。三者在治疗上，也有相应区别，但并不脱离辨证施治的基本原则。

猢狲嗦，其临床表现类似于猢狲，症见微热，双手捉拳，按在胸前，口撮不开，缩肩等，其病因为受胎六月之日，其母见人弄猢狲，开口吸着其气，生来被风邪相击，故致发此候。

白虎病，则表现为身热，有时啼唤，有时身小冷，屈指如数，似风痫等，究其原因，则为小儿有居处触犯白虎神者，便能为病。

关于惊风的预后，除前文所述外，本书中收录惊退而哑、惊退而筋脉不舒两门，但仅记载其治疗及方药，对其病因病机并无分析，其治疗以祛痰为主，稍加活血息风之品。

（五）病案

案例1：钱乙论瘹别真假

李司户孙病生百日，发瘹三五次。请众医治，作天瘹或作胎惊、痫，皆无应者。后钱用大青膏如小豆许，作一服，发之，复与涂囟法封之及浴法，三日而愈。何以然？婴儿初生，肌骨嫩怯，被风伤之，子不能任，故发瘹。频发者，轻也。何者？客风在内，每遇不任即瘹。瘹稀者，是内脏发病，不可救也；瘹频者宜散风冷，故用大青膏，不可多服。盖儿至小，易虚易实，多即生热，止一服而已。更当封浴，无不效者。

——《幼幼新书·卷第八·瘹搐第六》

按语：此案通过记录钱乙医治过程，强调了"天癎"与胎惊痫相区别的重要性。其次，本病的病因有内因和外因，内因为百日之内婴儿，肌骨娇嫩，外因为受外在之风冷侵袭，邪气客于内，正邪相争继发搐搦。钱乙认为抽搐频发者病轻，抽搐稀者病重。这是因为搐频是急惊，病属实热，系由外邪所致，治疗较易；若搐虽稀，却是慢惊，病属正虚，是内脏发病，所以抽搐不太有力；发作渐由频剧转为稀发，是病邪入里，且病情危重，预后多不良。治疗上除用大青膏，以疏风止搐，同时采用涂囟法、浴法、内治外治相结合。最重要的是，认识到小儿易虚易实、易寒易热的病变特点，治疗上重视药物对小儿的影响，强调中病即止，以防止病情由药物引发变化。

案例2：钱乙论发搐逆顺

李寺丞子三岁，病搐，自卯至巳，数医不治。后召钱氏视之，搐目右视，大叫哭。李曰：何以搐右？钱曰：逆也。李曰：何以逆？曰男为阳而本发左，女为阴而本发右。若男目左视，发搐时无声，右视有声；女发时右视无声，左视有声。所以然者，左肝右肺，肝木肺金。男目右视，肺胜肝也。金来刑木，二脏相战，故有声也。治之泻其强而补其弱，心实者亦当泻之。肺虚不可泻，肺虚之候，闷乱哽气，长出气，此病男反女，故男易治于女也。假令女发搐，目左视，肺之胜肝，又病在秋，即肺兼旺位，肝不能任，故哭叫。当大泻其肺，然后治心续肝。所以俱言目反直视者，乃肝主目也。凡搐者，风热相搏于内，风属肝，故引见之于目也。钱用泻肺汤泻之，二日不闷乱，当知肺病退。后下地黄丸补肾，三服后用泻青丸、凉惊丸各二服。凡用泻心肝药，五日方愈，不妄治也。又言肺虚不大泻者，何也？曰：设令男目右视，木反克金，肝旺胜肺，而但泻肝，若更病在春夏，金气极虚，故当补其肺，慎勿泻也。

——《幼幼新书·卷第八·搐搦第六》

按语：本案记录了钱乙治愈患儿惊风发搐的病例。通过本案的转载，可以了解到刘昉对惊搐发作顺逆这一诊疗思路的认同。从患儿抽搐时，目左视右视，可判断病之顺与逆。在诊断方面，通过患儿抽搐、目右视、大叫哭等症状，钱乙断为肺胜肝，病在秋；肺气旺而克制肝木太过，肝不能任所致。故而在治则方面，主张泻其强，补其弱，用泻肺汤先泻其过旺之热，后以地黄丸滋其肾水，再投泻青丸、凉惊丸清余热，治疗先后得宜，疗效卓著。同时，强调治疗季节对本病的影响，指出如病在春夏之季，金气亏虚，应当补肺，而不应该泻肺。由此案还可以看出，刘昉对于钱乙的五脏辨证理论是持赞成态度的，并主张把脏腑看成是一个相互制约生化的整体且与自然相应。运用泻肺保肝之法，使肺金不致于乘伐肝木；又用滋水以涵木之法，使肝木得养，并清泻肝经余邪而治肝，终于将病治愈。如遇男目左视等证，是肝旺胜肺，加之病在春，肝木当旺之时，肺气本虚，此时就不能泻其肺，而应补肺泻肝才是。这种治疗方法，与张仲景《金匮要略·脏腑经络先后病篇》中"见肝之病，知肝传脾，当先实脾"之旨也是一致的。本案对惊搐类病证的病机、诊断及预后，均有一定指导意义。但该案在思路上强调男左女右、金木相争而发声的理论，应进一步从临床上验证。

案例3：钱乙论热必惊搐

广亲宅七太尉，方七岁，潮热数日，欲愈。钱谓其父二大王曰：七使潮热将安，八使预防惊搐。王怒曰：但使七使愈，勿言八使病。钱曰：八使过来日午间，即无苦也。次日午前，果作急搐，召钱治之，三日而愈。盖预见目直视而腮赤，必心肝俱热，更坐石杌子，乃欲冷，此热甚也。肌肤素肥盛，脉又急促，故必惊搐。所言语时者，自寅至午，皆心肝所用事时，治之泻心肝补肾，自安矣。

——《幼幼新书·卷第八·搐搦第六》

按语：本案记录了钱乙预测并治疗两个孩子的病例。一患儿（七使）

潮热将愈，一患儿（八使）将发惊搐。目为肝之窍，左腮亦为肝经循行路线；加之小儿心火易炽，肝火易盛，症见双目直视，腮红，提示患儿心肝火热炽盛，热极将欲生风之象。同时，脉象急促，患儿欲冷；又从肌肤素盛，得知痰热较重。从病机上来说，发热到惊搐实由外邪诱发，引动心肝之火邪所致。从此案可以看出，刘昉在小儿诊法方面与钱乙一致，既重视望诊，又主张四诊合参。此外，钱乙还注意到昼夜时刻变化与人体发病的关系，以预测发搐的时间，这也值得注意。

案例4：钱乙论阴痫坏病云

东都王氏子吐泻，诸医药下之至虚，变慢惊。其候睡露睛，手足瘈疭而身冷。钱曰：此慢惊也，与瓜蒌汤。其子胃气实，即开目而身温。王疑其子不大小便，令诸医以药利之，医留八正散等；数服不利，而身复冷。令钱氏利小便，钱曰：不当利小便，利之，必身冷。王曰：已身冷矣。因抱出，钱曰：不能食而胃中虚，若利大小便，即死，久即脾肾俱虚，当身冷而闭目，幸胎气实而难衰也。钱用益黄散方、使君子丸四服。令微饮食，至日午，果能饮食。所以然者，谓利大小便，脾胃虚寒，当补脾，不可别攻也。后又不语，诸医作失音治之。钱曰：既失音，何开目而能饮食，又牙不噤而口不紧也。诸医不能晓，钱以地黄丸补肾。所以然者，用清药利小便致脾肾俱虚。今脾已实，肾尚虚，故补肾必安。治之半月而能言，一月而痊也。钱乙论：慢惊得于大病之余，吐泻之后，或误取转致脾胃虚损，风邪乘之，凡小儿吐泻不止，即成慢惊，宜速治。似搐而不甚搐此名瘈疭，似睡而精神慢，四肢与口中气皆冷，睡露睛，或胃痛而啼哭如邪声，此证已危。盖脾胃虚损故也。

——《幼幼新书·卷第九·慢惊风第三》

按语：本案较为复杂，叙述王氏子患有瘈疭，多数医家认为此为热证，用通利下法导致患儿病情转危重，后钱乙先后用调补脾胃和补肾的方法治愈患儿。治疗经过分三个阶段：初起因病吐泻，误用攻下之药致脾胃虚寒而成慢惊，钱氏用瓜蒌汤后，患儿胃气渐实，目开身温，病见好转。第二阶段，因患儿不大小便，其父请医用八正散等利尿药，致使患儿阳气受损，二便不利而身复冷，且不能食。钱乙用益黄散、使君子丸，补益中宫，运化水谷。第三阶段，脾气渐复，目开能食，牙口不紧，但又不语，因前用清利药利小便，使脾肾俱虚，第二阶段中用补脾法治疗后脾已实，但肾虚未复，故用补肾之地黄丸，半月而愈。钱乙治疗本案时，察证审因最为重要。当他确诊王氏之子由于误治致虚，变成慢惊，则大胆投温补脾肾之剂治疗，使患儿病势转为正复邪却。从以上失音证的治疗，足见钱乙辨证细致，抓住肾虚津气不能上承之病机，投以补肾阴的地黄丸治疗，立见效果。这些都是值得学习的。在钱乙之前，对于慢惊风的论述较为混乱，病因病机与治法均不清晰。钱乙根据自己多年临床经验，首先明确瘛疭应分为急惊风和慢惊风，并指出急惊与凉泻、慢惊与温补的治疗方法。同时，在补益脾肾的治法上，采用先补脾，脾健后再补肾阴的方法，也较为贴合儿童脾常不足、肾常虚的生理特点。脾虚不解直接补肾阴，恐一派阴寒滋腻之剂又伤脾阳。

案例 5：钱乙论病误用巫

王驸马子五岁，病目直视而不食，或言有神祟所使。请巫师祝神烧纸钱，不愈。召钱至，曰：脏腑之疾，何用求神。钱与泻肝丸，愈。

——《幼幼新书·卷第十·一切惊第一》

按语： 本案记录误用巫医而患儿病情不愈，钱乙以泻肝丸治愈。钱乙认为，该患儿肝经有热，故处以泻肝丸。本案提示，当时的中医已和巫医祝由等划清界限，认为疾病的产生是由脏腑阴阳不调所致，并不能通过巫祝的方式治愈疾病。

五、痫

痫证集中收录在《幼幼新书·卷第十一》与《幼幼新书·卷第十二》，刘昉所收录的医论主要来自《千金要方》《诸病源候论》《惠眼观证》《婴童宝鉴》《外台秘要》等书，医方主要来自《太平圣惠方》《婴孺方》《博济方》《肘后备急方》等。

痫证是因先天或后天因素，导致脏腑受伤，神机受损，元神失控所导致，症见突然意识丧失，发则仆倒，不省人事，两目上视，口吐涎沫，四肢抽搐，或口中怪叫，移时苏醒，醒后一如常人，称为"痫证""癫痫""羊痫风"等。痫证当与多种疾病鉴别，其与前篇所述之惊风就有许多相似之处，二者发作时均有抽搐、两目上视等表现，甚至痫与惊风混称，然而痫病与惊风仍有着极大的不同。同时，有观点认为，"夫小儿惊不医者成风，风不医者成痫，痫不医者成痉，既成痉则难以用药"。《幼幼新书》亦收录惊、痫、忤三者的比较。指出"惊、痫、忤三候，大抵略相似，皆口面青黑，呕吐涎沫，头项强直，手足摇动。但惊即发拳搐；痫即搐搦；忤即瘈疭。惊则喉中涎响；痫则口中涎出，亦涎响；忤则口吐青黄白沫。惊则双目直视；痫则口眼相引而目睛上摇；忤则眼不上插。"（《幼幼新书·卷第十一·惊痫忤是三候第三》）但痫证在病因病机、临床表现及治疗预后上，具有自己的特点。

关于痫证的病因，《幼幼新书》中收录的观点多认为是由脏气不平所致。小儿发病，又因年龄而有所不同。如新生儿痫证，是因其五脏不敛，血气不聚，五脉不流，骨怯不成，即发育不全所致。周岁以下发病，主要因乳养失宜，血气不和，风邪侵袭所致。而周岁以上发病，则可能因遗传因素所致。但就痫证的病因病机而言，多认为属本虚标实。其表现，如两目上视，四肢抽搐虽指向实证，但其根本则在于脏腑损伤，神机受损。兹简要论述《幼幼新书》所载痫证治法如下。

（一）候痫法与截痫法

痫证的临床表现，症见突然意识丧失，发则仆倒，不省人事，两目上视，口吐涎沫，四肢抽搐，或口中怪叫，移时苏醒，醒后一如常人。或伴发热或身冷，惊悸等。刘昉特别强调痫证的早期发现与治疗，即"候痫法"与"截痫法"。

1. 候痫法

在"候痫法"中，刘昉转引《诸病源候论》有关痫证未发而欲发之时的表现："或温壮连滞，或摇头弄舌，或睡里惊掣，数啮齿。"还转引《千金要方》所论小儿痫证始发之时（痫之初）的表现（二十二条）："小儿发逆上，啼笑面暗，色不变；鼻口青，时小惊；目闭青，时小惊；身热，头常汗出；身热，吐而喘；身热，目时直视；卧惕惕而惊，手足振摇；卧梦笑，手足动摇；意气下而妄怒；目瞳子卒大，异于常；喜欠，目上视；咽乳不利；身热，小便难；身热，目视不精；吐痫不止，厥痫时起；弄舌摇头。"（《幼幼新书·卷第十一·惊痫忤是三候第三》）还论及痫证发作之时（痫之剧）的表现（八条）："直视，瞳子动，腹满，转转鸣；下血，身热；口噤不得乳；反张脊强；汗出发热；为卧不寤；手足瘛疭，喜惊。"更有医者通过望诊，辨别痫证寒热阴阳之重点，如"手白肉鱼际脉黑者，是痫候；鱼际脉赤，热；脉青大者，寒；脉青细，为平也；鼻口干燥，大小便不利，是痫候；眼不明上视，喜阳；耳后完骨上有青络盛，卧不静，是痫候"（《幼幼新书·卷第十一·候痫法第四》）。刘昉转引这些内容，均是在提醒医家注意在痫证发病初期或欲发而未发之际及时发现，进而及时治疗。

2. 截痫法

刘昉转引《太平圣惠方》和《小儿医方妙选》（张涣著）的观点，强调痫证宜及早治疗。指出"小儿未发痫之前及欲发痫之后……宜早疗也"，又言"小儿惊不已，即变成痫疾。又有不因惊而变成痫者，然初亦有证可验……宜截之"(《幼幼新书·卷第十一·截痫法第五》)。还转引《千金要方》中记录的影响治疗效果的几个因素，从侧面说明及早治疗对于痫证的重要性。如其所云："若病家始发，便来诣师。师可诊候，所解为法，作次序治之，以其节度首尾取差也。"

3. 影响痫证治疗效果的几个因素

《千金要方》从医家和患者两方面，说明了影响痫证治疗的因素。

其一，关于治疗时机。如前所述，痫证治疗需及时，在痫证未发之时，及时察觉，服用《婴孺方》"五石紫丸汤"，或在痫证初发之时灸之。

其二，病家杂治无次序。治疗痫证需依各种病情的缓急进行治疗，若杂治无序，则不得治病，而病情也极易变异，使得本候难以被医师所判定。或病家频频更换医师，如《千金要方》所述"前师处汤，本应数剂乃瘥，而病家服一二剂未效，便谓不验，以后更问他师"。

其三，医者不依次第且不审察，痫证的发病有其自身的特点，发病初期、中期、末期及缓解期症状皆不相同，诊断与治疗亦不相同，医者必须详细审察判断病情方能处方用药。如《千金要方》所述"病变异其本候，后师不知前证虚实，医便不知其前证虚实，直依后证治疗，亦不得瘥也。要应精问察之，为前师所配依，取其前踪迹以为治，乃无逆耳"；指出"师不寻前人为治寒温次序，而更为治，而不次前师治则弊也。或前已下之，后须平和疗以接之，而得瘥也。或前人未下之，或不去者；或前治寒温失度，后人应调治之。是为治败病，皆须邀射之，然后免耳。不依次第及不审察，必及重弊也"。

(二)痫证分类

痫证的分类，主要由两种分类方式，一者以阴阳为大纲，分为阴痫和阳痫两大类；若据病因而分类，则分为风痫、惊痫、食痫三类。

1. 阴痫与阳痫

阴痫、阳痫的分类，多根据痫证发作时的表现及脉象而划分。如病先身热，掣惊啼叫，而后发痫，脉浮者，为阳痫，病在六腑，外在肌肤，易治。病先身冷、不惊掣、不啼呼而病发，脉沉者，为阴痫。病在五脏，内在骨髓，难治。这种分类，实际上是以脏腑为基准分类，阴痫多为脏病，阳痫对应腑病。《千金要方》中，记载五脏之痫：肝痫，面青，目反视，手足摇。心痫，面赤，心下有热，短气息微数。脾痫，面黄腹大，喜痢。肺痫，面目白，口沫出。肾痫之为病，面黑，目正直视不摇，如尸状。但此种分类较为笼统，但可作为临床了解大致情况之用。

2. 风痫、惊痫、食痫

《幼幼新书》所载医家的观点，多数根据病因之不同，分为风痫、惊痫、食痫三类。其中，以风痫、惊痫为多见，食痫较少。

风痫，多因汗出受风所致。《幼幼新书》转引《诸病源候论》观点，指出小儿风痫，是由乳养失理，血气不和，风邪所中所致。或衣厚汗出，腠理开张，风因而入。其中，包括阴痫、阳痫。

食痫：因乳哺失节，多食硬物，气血不调，损伤脏腑，致脏腑壅滞，内有积热；或失于疏利，结积成块所致；或责之乳母食饮无常，恚怒不节，致小儿结滞不消，邪热蕴积，肠胃痞塞，宣通失职。食痫发作时，多表现为壮热多惊，四肢抽掣。除食积因素外，此类痫证，也不能忽视"热"的因素，积滞日久必化而为热，故化积当与清热并行。

惊痫：起于惊怖大啼，精神伤动，或因惊仆，大人高声叫唤；小儿血气未成，精神未实，易于被惊。《幼幼新书》转载《诸病源候论》观点，认为小儿初受惊，及时安抚则惊自止。故日常养护中应注意勿闻大声或及时慎惊。

此外，《幼幼新书》中还收录有六畜之痫、热痫、癫痫。六畜之痫，主要指马、羊、猪、鸡、牛、狗六者。马痫：张口摇头，马鸣，欲反折。牛痫：目正直视，腹胀。羊痫：喜扬目吐舌。猪痫：喜吐沫。犬痫：手屈拳挛。鸡痫：摇头反折，喜惊，自摇。大抵其表现与上述六畜有相似之处，故如此分类。在治疗上，仅收录钱乙五色丸方：朱砂半两，水银一分，雄黄二两，珍珠一两，铅三两，炼蜜丸麻子大，每服三四丸，煎金银薄荷汤下。但现代多不用。至于热痫，除热候较为明显外，并无特殊之处。

《幼幼新书》对于痫证的认识，与现代对癫痫的理解并不相同。笔者认为，此书中收录的癫痫之说，多数并未真正分清何为癫证，何为痫证。《幼幼新书》中的癫、痫，在多数情况下仍是混称，意为痫证。故书中仅有部分代表性观点保留于此：一者，认为癫疾即为胎中受惊，如《素问·奇病论》曰："帝曰：人生有病癫疾者，病名谓何？安所得之？岐伯曰：病名为胎病。此得之在母腹中，时母有所大惊，气上而不下，精气并居，故令子发为癫也。"一者认为，癫与痫仅为发病年龄之差异。如《幼幼新书·卷第十一·痫候第二》中引《诸病源候论》曰："痫者，小儿病也。十岁以上为癫，十岁以下为痫。"又如《幼幼新书·卷第十二·癫痫第五》，引《小儿医方妙选》所云："小儿五、七岁至十岁以上发痫者，若精神恍惚不定，阴阳相干，霍乱之类，病乃名癫疾。"

痫证的治疗，与其他疾病的不同之处在于，分前期预防治疗与后期发病治疗。

（三）痫证的前期防治

据《幼幼新书》记载，出现惊痫先兆时，即痫证真正发作之前，可以药物或灸法截痫，强调早干预、早治疗。此法对后世痫证的治疗颇有指导意义。如痫证欲作之候，上文已有详述。截痫之法，本书中共记载方剂二十二首，主要出自《太平圣惠方》和《小儿医方妙选》；治法涉及开窍、安神、涤痰、清热、祛风等。其中，以清热最为多见，大抵认为痫证多由惊热所诱发。截痫之方，具有以下特点：

1. 药物众多，制作工艺复杂

儿科用药一般均较为轻灵，多为单方、小方。《幼幼新书》中很多病证的选方都体现了这一特点。但是，刘昉选择的治疗痫证的方剂，药物组成却很复杂。这样的选择，却符合痫证的病因病机特点。由于痫证病因复杂，涉及五脏和气血状态，以及喂养、外邪，甚至先天因素等，故所用药物，也涉及豁痰开窍、清热安神、调理脏腑气血等多方面。22 张方剂中，五味药以下的方剂，仅有 5 首，这些方剂所对应的痫证病因，都是较为单一的非热即寒。其余 17 张方剂，不但药物众多，而且制作工艺也很复杂。如《外台秘要》中"军候黑丸"，治疗以痰为主的痫证欲发，仅桔梗、桂心、巴豆、芫花、杏仁五味药，制作过程就较为复杂。先捣桔梗、桂心、芫花成末，别捣巴豆、杏仁，如膏合和；又捣一千杵，下蜜；又捣二千杵，丸如胡豆。又如《婴孺方》中的"防病黄牛汤"，牛黄、芍药、杏仁（炒，去皮尖）、蛣蝣、蜂房、黄芩、人参、葛根、甘草（炙）、蚱蝉（炙）、芒硝、川芎、桂心、大黄、当归、石膏，细切，取豚五脏及卵，以水一斗煮脏、卵，得三升，去滓，澄清；纳诸药煮，取一升三合，去滓，下芒硝烊尽；一服一合，日三夜一，临卧末牛黄纳汤中。

2. 剂型便于储存，使用方法详尽

22 张方剂中，有 13 张方剂为丸、散、膏等，便于贮存，利于长期反复服用，2 张为高热时的洗浴方，这种选择非常符合临床实际。痫证多反复发作，且若能在发作前或发作之初即给予及时有效的治疗，则效果非常明显，故而需要便于储存，利于服用，适用于临床急救的剂型。

痫证病因病机较为复杂，所用药物多有豁痰、清热、调畅气机的作用。但若用之不当则耗散正气，特别是损伤胃气。故而，服药期间的调理及中

病即止，就非常重要。又，患痫证的小儿年龄跨度大，所以对于药物用量的要求也较为苛刻。刘昉所选择的治疗痫证的药方后，大多有详细的使用说明。如《婴孺方》中的"消热定惊煎"，要求"一月内及初满月儿，一合为三服，中间进乳；出一月，一服半合；五六十日儿，一服一合；百日儿亦一合；出一百日，服一合半；一二岁，二合，日二夜一，冬温服"。又如，"雀屎丸方"，要求"如黍米大蜜丸，一月儿与一丸，日一服，服时极送药着咽中，吮乳，令实时咽喉，不久停口中而散，后稍加之，百日儿麻子大一丸，日二，临服旋丸，勿先丸。下四十日后，牛黄与麝香可加使多也，为是一岁儿也"。此外，《外台秘要》中的"军候黑丸"，要求"浆服一丸取利，可至二三丸。儿生十月欲痫发，可与一二丸如黍米大。诸腹不快，体中觉患便腹服之，得一两行利即好。忌猪肉、生葱、芦笋等物"。

3. 痫证用药特点

根据发病原因之不同，刘昉所选用的方剂中，所用药物有开窍安神药、祛痰药、祛风止痉药、升阳药等。鉴于痫证前期预防选方药味精简，极具临床指导意义，故而笔者对 22 张方剂所涉及的药物，简单做了频次分析，结果如下，可供参考。

刘昉所选方剂的药物，可分为开窍安神药（茯苓神 5 次、麝香 3 次、朱砂 3 次、琥珀 2 次、菖蒲 2 次）；祛痰药（牛黄 7 次、杏仁 3 次、天竺黄 2 次、竹沥 2 次）；祛风止痉药（钩藤 5 次、蚱蝉 4 次、防风 3 次、独活 2 次）；升阳药（升麻 8 次、葛根 5 次、柴胡 3 次）；清热药（黄芩 11 次、石膏 4 次、犀角 4 次）；补益药（人参 8 次、甘草 6 次、白芍 4 次、当归 3 次）；泻下药（大黄 8 次、芒硝 3 次、大麻仁 2 次）。以下选取高频药物，结合历代本草典籍分析其对于痫证前期预防治疗所发挥的作用。

（1）开窍安神药

茯苓（茯神）：《名医别录》云："疗风眩、风虚、五劳、口干，止惊悸、多恚怒、善忘，开心益智，安魂魄，养精神。"《药性论》曰："主惊痫，安神定志，补劳乏。"痫证多用茯神，取其开窍安神之功。在《得配本草》中，有关于茯神与其他药物相须为用的记载，如"得灯草，退心火；配金银，镇惊悸；配竹茹，利惊痰；佐沉香，消阴气；使远志，逐心邪；使菖蒲，散心气。"在有关痫证治疗的方剂中，茯神常与竹茹、远志、菖蒲相配伍。

麝香：《药性论》云："除心痛、小儿惊痫、客忤，镇心安神。"《本草纲目》中也记载其可"通诸窍，开经络，透肌骨"或"治痰厥"。

朱砂：《神农本草经》记载："主身五脏百病，养精神，安魂魄，益气，明目，杀精魅邪恶鬼，久服通神明不老。能化为汞。"《本草纲目》云："治惊痫，解胎毒，痘毒，驱邪疟，能发汗"。

（2）祛痰药

牛黄：历代本草典籍中，均记载其有定惊豁痰之效。如《神农本草经》云："主惊痫，寒热，热盛狂痉。"《名医别录》云："疗小儿百病，诸痫热口不开，大人癫狂。"《日用本草》云："治大人小儿惊痫搐搦烦热之疾，清心化热，利痰凉惊。"《本草从新》云："清心解热，利痰凉惊，通窍辟邪。治中风入脏，惊痫口噤，小儿胎毒，痰热诸疾。"《药性切用》云："清心利窍，豁痰安神，为惊痫入脏专药。"《会约医镜》云："疗小儿急惊"。

杏仁：《名医别录》云："（主）惊痫，心下烦热，风气去来，时行头痛，解肌，消心下急，杀狗毒。"崔禹锡《食经》云："理风噤及言吮不开。"《医学入门》云："中风半身不遂，失音卒哑，兼治脚气，五痔下血不止，扑损瘀血，卒不得小便"。

（3）祛风止痉药

钩藤：甘、微苦，微寒，归肝、心包经。历代本草典籍，均记录钩藤可定惊止痉，特别适合应用于小儿抽搐。《名医别录》云："主小儿寒热，十二惊痫。"《药性论》云："主小儿惊啼，瘈疭热壅。"《日华子诸家本草》云："治客忤胎风。"《本草纲目》云："治大人头旋目眩，平肝风，除心热，小儿内钓腹痛，发斑疹。"《本草述》云："治中风瘫痪，口眼歪斜，及一切手足走注疼痛，肢节挛急。又治远年痛风瘫痪，筋脉拘急作痛不已者。"《本草汇言》云："钩藤，祛风化痰，定惊痫，安客忤，攻痘瘄之药也。本草独治小儿寒热惊痫，手足瘈疭，口眼牵动。凡胎风客忤、天吊急疾，幼科十二种惊风之证，用此通心包、肝、胆三经，使风静火熄，则诸证自除矣。其体轻锋锐，其性捷利，祛风痰，开气闭，安惊痫于仓忙顷刻之际。"《本草经疏》云："钩藤，甘苦俱不甚，气味悉和平者也。为手少阴、足厥阴要药。少阴主火，厥阴主风，风火相搏，则为寒热、惊痫。此药气味甘、寒，直走二经，则风静火熄而肝心宁，寒热、惊痫自除矣。甄权主小儿惊啼、瘈疭热壅、客忤胎风者，亦此意耳。"《本草正义》云："钩藤，自《别录》即以为专治小儿寒热，弘景且谓疗小儿，不入余方。盖气本轻清而性甘寒，最合于幼儿稚阴未充、稚阳易旺之体质。能治惊痫者，痫病皆肝动生风，气火上燔之病，此物轻清而凉，能泄火而能定风。甄权谓主小儿惊啼，瘈疭热壅，客忤胎风；濒湖谓治大人头旋目眩，平肝风，除心热，皆一以贯之"。

防风：《名医别录》云："胁痛胁风，头面去来，四肢挛急，下乳金疮内痉。"

蚱蝉：咸、甘，寒，归肝、肺经。《神农本草经》云："主小儿惊痫，夜啼，癫病，寒热。"《新修本草》云："主小儿痫绝不能言。"

（4）其他高频药：

升阳药：升麻、葛根、柴胡；清热药：黄芩、石膏；补益药：人参、甘草、当归；泻下药：大黄、芒硝。这些药物中除了升麻在《药性论》中有"治小儿风惊痫"的记载外，都未有可止风、惊、痫等证的记载，说明这些药物是通过病因间接作用于患儿。

痫证发病多有热，所以出现次数最多的为清热药，其中黄芩出现在 11 张方剂中；又痫证多为本虚标实，故而补虚类药物应用较为频繁，其中人参的使用，达到了 8 次；泻下药出现的频率也较高，盖由于腑气不通则全身气机逆乱，易引发痫证发作。所有高频药物中，升阳药物最为特殊，因为一般以"动"为主要症状，如"惊""痫""风"等证，都需要避免使用动风的升阳之品，或需配伍补阴药使用，但 22 张方剂中并无补阴药物出现，且升阳药出现累计 16 次，或许痫证的发作原因有清阳不升、脑窍失养，需在调理中加入升阳药物，使清阳上升以滋养脑窍。

（四）痫证发作期治疗

对于痫证发作期治疗方剂的选择，除了针对病因病机用药外，并无太多规律可循，大抵是因为痫证反复发作后的治疗较为棘手，故而刘昉在方剂的选择方面力求全面，旨在给后人以启发。从药物的选择，也可看出痫证作为一种痼疾，历代医家都偏向于使用重剂，如豁痰开窍之药，很多医家选择瓜蒌、蟾酥、巴豆、雷丸、芫花、天南星、白附子等。安神药也多为重镇安神之品，如金箔、龙齿、牡蛎、紫石英、朱砂等。这些药物多有毒性，且为大寒大热之品。故痫证发作期用药的注意事项要较预防期更多。如《千金要方》中的龙胆汤，治疗婴儿惊痫时，药物用量精确到对应婴儿出生天数。如出生后一日至七日，一合分三服；八日至十五日，一合半分三服；十六日至二十日，二合分三服；二十日至三十日，三合分三服；三十日至四十日，五合为三服。由于病情复杂，病程迁延，很多方剂常寒热并用，补泻兼顾，重镇安神的同时也注意养神，如多用酸枣仁。

朱砂：《药性论》云："镇心，有大毒。"《本草纲目》云："治惊痫，解胎毒。"

蟾酥：现今一般认为其功效为消肿止痛，解毒辟秽，主治痈疽疔疮，咽喉肿痛，风虫牙痛，牙龈肿烂，痧症腹痛。《中药大辞典》第二版中记载："内服宜慎，过量可引起口唇发麻，上腹不适，恶心呕吐，头昏目糊，胸闷心悸，嗜睡多汗，甚则昏迷等毒副反应。"《本草纲目》《本草正》《医林纂要》也均记载其有毒。关于蟾酥的功效，《宝庆本草折衷》记载："治小儿急慢惊风，天吊撮口，搐搦奶痫诸疾。"

巴豆：《本草纲目》云："治泻痢，惊痫，通利关窍。"《本草汇言》云："追逐一切有形留着久顽不逊之疾。"治小儿惊痫水泻：巴豆（火炮，去油）二个，皮硝，黄蜡。上三味，各等分，捣成膏，摊在纸上，贴额颅上囟门下是也。有小泡起，即止其泄。（《鲁府禁方》）治心腹诸卒暴百病，或中恶客忤，心腹胀满，卒痛如锥刺，气急口噤，停尸卒死者：大黄一两，干姜一两，巴豆一两（去皮心，熬，外研如脂）。先捣大黄、干姜为末，研巴豆内中，合治一千杵，用为散，蜜和丸亦佳。以暖水若酒服大豆许三四丸，或不下，捧头起，灌令下咽，须臾当瘥；如未瘥，更与三丸，当腹中鸣，即吐下便瘥，若口噤，亦须折齿灌之。（《金匮要略》三物备急丸）

雷丸：《神农本草经》云："作摩膏，除小儿百病。"《药性论》云："能逐风，主癫痫狂走，杀蛔虫。"《玉楸药解》云："驱风除痫，止小儿汗。"《医林纂要》云："平相火，燥湿土，定惊悸，解忤。"

金箔《中药大辞典》（第二版）记载其功效为："镇心，平肝，安神，解毒。主治惊痫，癫狂，心悸，疮毒。"《药性论》云："黄金屑、金箔亦同主小儿惊伤，五脏风痫，失志，镇心，安魂魄。"《海药本草》云："主癫痫风热，补心。"《本草蒙筌》云："安魂魄，养心神，禁癫疾狂走，止惊悸风痫。

幼科药作锭丸。"《本草再新》云："舒肝气，定心智，安魂魄，滋肾水，行经络，利关节，破积消疳，治小儿惊痫、痘疮诸毒。"

龙齿：现代中医一般认为其具有镇惊安神，清热除烦的功效。《神农本草经》云："主小儿大人惊痫，癫疾狂走诸痉。"《名医别录》云："小儿五惊十二痫，身热不可近。"《药性论》云："镇心安魂魄，主小儿大热。"

紫石英：与大多数矿物类药物不同，紫石英偏温性，镇心定惊，温肺降逆，散寒暖宫。主治心悸，怔忡，惊痫，肺寒咳逆上气，女子宫寒不孕。《名医别录》云："补心气不足，定惊悸，定魂魄。"《本草再新》云："定心定神，养血去湿。"

六、小儿咳嗽

《幼幼新书》中小儿咳嗽的内容在第十六卷，共十一门，刘昉收录的医论主要来自《诸病源候论》《婴童宝鉴》《五关贯真珠囊》《惠眼观证》，医方主要来自《千金要方》《外台秘要》《太平圣惠方》《婴孺方》等，另外还收录了钱乙的三个医案。

咳嗽为儿科常见病证，历代医家多有论述。在《幼幼新书》中，刘昉对咳嗽的病因病机有自己的认识，故而未广征博引诸家之论述。由《幼幼新书》所收医论可以看出，咳嗽的病因包括内因与外因，内因责之"乳哺无度"，外因责之风寒伤肺。根据临床表现，咳嗽又有咳逆，喘咳上气，出声咳（咳嗽作呀呷声），咳嗽声不出等。根据咳嗽的病变性质，分为伤风嗽、痰嗽、寒嗽、热嗽、久嗽等。《幼幼新书》中，主要收载了咳与喘的医论。如《小儿药证直诀·咳嗽》，论述小儿感冒导致咳嗽，并结合发病时间和表现，给出了治疗方剂。其曰："夫嗽者，肺感微寒。八九月间，肺气大旺，病嗽者，其病必实，非久病也。其症面赤，痰盛，身热，法当以葶苈丸下之。若久者，不可下也。十一月十二月嗽者，乃伤风嗽也。风从背脊第三椎肺俞穴入也，当以麻黄汤汗之。有热证，面赤饮水，涎热，咽喉不利者，宜兼甘桔汤治之。若五七月间，其症身热痰盛唾黏者，以褊银丸下之。有肺盛者，咳而后喘，面肿，欲饮水，有不饮水者，咳而但嗽者，亦葶苈丸下之，后用化痰药。有肺虚者，咳而哽气，时时长出气，喉中有声，此久病也，以阿胶散补之。痰盛者，先实脾，后以褊银丸微下之。涎退即补肺，补肺如上法。有嗽而吐痰涎乳食者，以白饼子下之。有嗽而咯脓血者，乃肺热，食后服甘桔汤。久嗽者，肺亡津液，阿胶散补之。咳而痰实，不甚喘而面赤，时饮水者，可褊银丸下之。治嗽大法，盛即下之，久即补之，更量虚实，以意增损"。关于咳喘，《小儿药证直诀》则明确提出："肺主喘，实则闷乱，喘促，有饮水者，有不饮水者；虚则哽气，长出气。小儿肺病，闷乱哽气，长出气，气短喘急。"又曰"肺盛复有风冷"，"胸满短气，气急喘嗽上气，当先散肺，后发散风冷，散肺泻白散、大青膏主之。肺只伤寒，则不胸满"。"肺盛复有风冷"，是指肺气实而外复感受风冷，令失肃降，上逆为喘，是钱乙对小儿喘证病因病机的概括。预防方面，刘昉特别强调小儿养护当注意背部保暖、避风。在咳嗽的治疗方面，可经由所辑录之病案管窥之。

案例1：钱乙论嗽病诀死

东都药铺，杜氏有子五岁，自十一月病嗽至三月未止。始得嗽而吐痰，乃外风寒蓄入肺经，今肺病嗽而吐痰，风在肺中故也。宜以麻黄辈发散，后用凉药压之，即愈。时医与铁粉、半夏、褊银诸法下之，其肺即虚而嗽甚，至春三月间尚未愈。召钱氏视之，其候面青而光，嗽而喘促哽气，又时长出气。钱曰：病困十已八九，所以然者，面青而光，肝气旺也。春三月者，肝之位也，肺衰之时也。嗽者肺之病，肺自十一月至三月，久即虚痿，又曾下之，脾肺子母也。复为肝所胜，此为逆也。故嗽而喘促哽气、长出气也。钱急与泻青泻之，后与阿胶散实肺。次日面青而不光，钱又补肺，而嗽如前。钱又泻肝，泻肝未已，又加肺虚，唇白如练。钱曰：此病必死，不可治也。何者？肝大旺，而肺虚绝，肺病不得其时而肝胜之。今三泻肝而肺病不退，三补肺而肺证犹虚，此不久生，故言死也。此证病于秋者，十救三四；春夏者，十难救一。果大喘而死。

——《幼幼新书·卷十六·咳嗽第一》

按语：本案讲述五岁咳喘患儿，时医误用下法，最终导致患儿大喘而亡。钱乙认为，患儿风寒之邪袭肺，应先用辛温解表剂，如麻黄类方剂，先行宣散，而后再用清热药就可以痊愈。病案实为喘，而归入咳嗽卷，可见当时对咳、喘之类的呼吸道疾病并无清晰界定。本病案中钱乙认识到疾病在患儿病程中由寒到热的转化，亦指明儿科咳喘与成人的不同，具有自身的特点，即儿科咳喘的病多为外感，故而不能妄用下法。本案体现了中医诊疗中的整体观念，从脏腑之间以及脏腑与时令之间的相互关系来治疗咳嗽，并从治疗后所出现的证候来分析判断其不良的预后。钱乙先用泻青丸泻肝，后用阿胶散实肺，经三补三泻之后，病仍不愈，反见唇苍白无华，可见补肺而肺不能实，泻肝而肝不能制，正气上脱，故大喘而死。此病若病于秋，此时肺金当令，肺气易实，故预后可较春令为良。

案例2：钱乙论寒热相反

京东转运使李公有孙八岁，病嗽而胸满短气。医者言肺经有热，用竹叶汤、牛黄膏各二服治之，三日加喘。钱曰：此肺气不足，复有寒邪。即使喘满，当补肺脾，勿服凉药。李曰：医已用竹叶汤、牛黄膏。钱曰：何治也？医曰：退热退涎。钱曰：何热所作？曰：肺经热而生嗽，嗽久不除生涎。钱曰：本虚而风寒所作，何热也？若作肺热，何不治其肺而反调心。盖竹叶汤、牛黄膏治心药也。医有惭色，钱治愈。

——《幼幼新书·卷第十六·寒嗽第九》

按语：本案为时医用清热化痰法治咳嗽无效，进而加重成为喘证，后经钱乙治愈的医案。患儿由肺气不足，复感风寒导致咳嗽、胸满、短气。治宜先散其寒，后培其肺。前医误用寒凉，使邪不得散而肺气受抑，所以既咳又喘。此时用药仍宜温散，勿服凉药，以开肺闭，使新感之邪外泄，喘咳大定而后补肺。

案例3：钱乙论温冷用药

东都张氏孙九岁，病肺热。他医以犀、珠、龙、麝、生牛黄治之，一月不愈。其证嗽喘，闷乱，饮水不止，全不能食。钱氏用使君子丸、益黄散。张曰：本有热，何以又行温药？他医用凉药攻之，一月尚无效。钱曰：凉药久则寒，不能食。小儿虚不能食，当补脾。候饮食如故，即泻肺经，病必愈矣。服补脾药二日，其子欲饮食，钱以泻白散泻肺，遂愈十分。张曰：何以不虚？钱曰：先实其脾，然后泻肺，故不虚也。

——《幼幼新书·卷第十六·热嗽第十》

按语：本案是以温药治疗小儿咳嗽的病例。在治疗过程中，他医用凉镇香窜之药，凉肺化痰，耗阳竭阴，诛伐无辜；经过一个月时间，不但未起效，反而嗽喘闷乱，饮水不止（肺津不足，郁热在里，欲引水自救，故口渴不止），全不能食（脾气大伤，转输失职，中有积滞，故全不能食）。从咳喘为主要症状，变成以脾胃虚弱为关键的病理表现，后经钱乙治愈。本案提示：儿童用药不可过用寒凉之品，过用寒凉之药，易损伤脾胃功能。在治疗过程中必须重视脾胃功能对儿童的重要性，脾胃亏虚，常导致儿科疾病不能痊愈。在治疗上还应分清标本、虚实，固本培元而后驱邪外出。总之，在儿科疾病治疗上，要处处顾及小儿脏腑娇嫩的生理特点，同时又要照顾到小儿易虚易实、易寒易热的病理特点，关注病机转化，防止药物损伤正气。

七、小儿疮疹

　　麻、痘、惊、疳，是儿科四大常见病。《幼幼新书》中，将小儿天花、水痘、麻疹等疾病，统称为小儿疮疹，收录至十八卷，共十六门，其中医论多出自《太平圣惠方》《小儿药证直诀》《伤寒活人书》《诸病源候论》《千金要方》等，医方主要出自《疹痘论》《万全方》《博济方》《小儿医方妙选》等。虽然小儿疮疹的名称未做详细区分，但各种疾病的临床表现、病因、病位及治疗手段，《幼幼新书》中却有详尽的表述。如引《肘后方》中有关于天花发病过程的记录："比岁有病时行发斑疮，头面及身，须臾周匝，状如火疮，皆戴白浆，随决随生，不即治，剧者数日必死，治得差后，疮瘢紫黯，弥岁方灭，此恶毒之气也。"这是世界医学史上详细记载天花的最早文献。

（一）病因

　　《幼幼新书》引《养生必用》所云："又一岁之中，疮疹大小相类，此疫气也。当作疫气治之。"又引《太平圣惠方》云："婴孩患疹痘、疮子，皆是积热在于脏腑，蒸郁热毒散于四肢。"表明疮疹的基本病因在外为疫气，在内为积热。刘昉亦收录了钱乙的观点："小儿在胎十月，食五脏血秽，生下则其毒当出。故疮疹之状，皆五脏之液。"此言疮疹当责之胎毒。

（二）表现

　　《幼幼新书》引《小儿药证直诀》所论疮疹的临床表现："面燥腮赤，目胞亦赤，呵欠顿闷，乍凉乍热，咳嗽嚏喷，手足梢冷，夜卧惊悸多睡，并疮疹证。"这些描述，非常符合痘疹初期的表现。小儿疮疹的临床表现，非常容易与其他疾病混淆。如《幼幼新书》引张涣所曰："小儿疮疹未出以前，多是误认，以他药解之，或以燥药，或以冷药，不无夭伤，深戒。时医及病家慎之，至时拱手无及。"即是指小儿疮疹在起病之初，其症状与其他疾病类似。刘昉强调疮疹的鉴别诊断，指出"然于斑疹欲出，证候与伤风相类，而略无辨说，致多谬误"。又引《小儿卫生总微论方》所曰："疮疹之候，古今皆云大率与伤寒相似，然亦有小异也……其疮疹者，不恶寒而恶热，面色与四肢俱赤，眼睛黄，手足厥，唇红，耳尖冷，尻骨冷，小便赤，大便秘，其脉三部皆洪数绝大不定，是其候也，此小异耳。"《疹痘论》云："其始也，热毒积于脾肺之间，治之不早，流注四肢荣卫之中而成其疾。初觉受病，多似伤寒，而身色与四肢俱赤，壮热头痛，腰脊疼，只鼻耳尖冷，足指冷，兼咳嗽，眼青黄色也。小便、大便秘，两手脉洪数者，乃是疹痘之症也。"由此可见，当时医家观察疮疹与伤寒在表现上的差异，是非常明确的。

痘疹也有各自不同的表现。刘昉收录《石壁经》所云："在腑作细赤疮疹，在脏为豆疮。"此将痘疹按在脏、在腑分为两类。在《疹痘论》中，也有类似的分法。其曰："夫疹痘疮者，因热积脏腑，蒸郁毒气而生。若腑间伏热，则生细疹、赤疮，俗呼为麻子是也。若脏间伏热，则生痘疮，形如豌豆者是也。"钱乙之论，又以五脏为依据，"肝为水疱，以泪出如水，其色青小；肺为脓疱，以涕稠浊，色白而大；心为斑，主心血，色赤而小，次于水疱；脾为疹，小次斑疮，其主裹血，故赤色黄浅也"。对四种疱疹，从脏腑、形状等方面加以区别。

（三）辨证

在《幼幼新书》中，刘昉是以五脏为中心辨疮疹。如引《小儿药证直诀》所云："故疮疹之状，皆五脏之液。肝主泪，肺主涕，心主血，脾为裹血。其疮出有五名，肝为水，以泪出如水，其色青小；肺为脓，以涕稠浊，色白而大；心为斑，主心血，色赤而小，次于水；脾为疹，小次斑疮，其主裹血，故色亦黄浅也。"

（四）治疗

对于小儿疮疹的治疗，《幼幼新书》中收载多种治疗原则。如《小儿药证直诀》曰："有大热者，当利小便，有小热者，宜解毒。"又曰："身热烦渴，腹满而喘，大小便涩，面赤，闷乱，大吐，此当利小便。"对于不同年龄小儿，是否食乳，治疗亦有不同。例如，《太平圣惠方》云："凡食乳婴孩，汤药不可与童儿同。同疗则药过剂，必有损也。"又如，《疹痘论》云："凡疮毒，血气顺，脾温则易发，凉药过多则血涩、气弱、脾寒，疮毒难泄，遂变恶候。"强调不可过用凉药，否则易变恶候。

在当时的医疗条件下，小儿疮疹亦属难治之证。《幼幼新书》中论述了疮疹的凶险之证。"如痘疮作浆戴白脓者，其毒轻；或紫黑色隐隐在肌肉里者，其毒重；甚者，五脏、咽喉内皆有疮。其大便涩、出血。疮黑靥不出脓者，死。舌黑，鼻有黑气者，死。其或疹痘未出以前，热毒内逼，目睒上窜惊叫，有如惊风者，此乃疮欲出之候。若误认为惊风调治，毒气内蓄，邪热不泄，乃死。或有恶疮既出，谵语不止，此是恶候，更以冷药解利，则使声暗，疮疹反没，乃死。或用燥药太过，咽喉肿痛，猛发鼻血、喘嗽而死。或疮作白疱，忽然蓄入脏腑，渐作紫黑、无脓、日夜烦闷者，服化毒散，其毒气当从手足心出，乃瘥，此五死一生之候。若便血、疮坏无脓者，十死不治候。"

强调治疮疹宜用解肌透表之法，当慎用下法、温补之类的治法。如《伤寒活人书》论："小儿疮疹与伤寒相类，头疼、身热、足冷、脉数，疑似之间，只与升麻汤。缘升麻汤解肌，兼治疮子，已发未发皆可服……大抵疮疹首尾皆不可下。小儿身热，耳冷、尻冷、咳嗽，辄用利药，即毒气入里杀人。"《全生指迷方》曰："始得此疾，不可投之凉药，恐胃冷致疮不能发出，多以为疮疹宜温。余自历事以来，尝见执此论者，致使病患耳目口鼻悉平，咽中闭塞，大便坚秘，小便皆血，如此死者，凡三十余人。"说明当时在疮疹初期使用温药促进发疹的医家不在少数，也造成了严重的后果，故有医家强调慎用温法。

（五）预防

根据小儿疮疹的病因：胎毒与疫气，刘昉也引用了医家的预防方案。如《幼幼新书·卷第十八·疮疹论第一》云："张仲景论：孩儿初生下时，宜进地黄汁，点在孩儿口中，退下黑屎，至壮年不患疮疹。及小儿生下未满一百日以来，如遇天气和暖、无恶风之时，抱于日中，使皮肤紧密，常奈风日。若只在房室之间，或常于温暖之处，忽乍见风日，使寒邪之气伏积脏腑，若遇天气不调，多作疮疹之候。"由此可见，张仲景认为小儿疮疹的病因为胎毒和疫气，故强调饮用地黄汁可除胎毒，并论调养之法。

在众多医家对于小儿疮疹的论述中，刘昉极力推崇钱乙的观点，不仅引用了钱乙大多数的论述和全部的病案，更是引《王氏手集》中对钱乙的赞扬之语："世之论疮疹者，莫不以古书之说，才觉便与疏利为非。以钱氏之说，治以温凉之药，不可妄下为是。遂以谓近世小儿疮疹之出得无横夭者，皆钱氏之功也。"以下例举钱乙治疗小儿疮疹的病案。

案例1：论疮疹治则案

睦亲官中十太尉疮疹，云疮疹始终出，未有他证，不可下，但当用平和药，频与乳食，不受风冷可也。如疮疹三日不出或出不快，即微发之。如疮发后不多出，即加药；加药不出，即大发之。如发后不多，及脉平无证，即疮本稀，不可更发也。有大热者，当利小便；小热者，当解毒。若不快，勿发，勿下攻，只用抱龙丸治之。疮疹若起，能食者，大黄丸下一二行即止。有大热者，当利小便。有小热者，宜解毒。若黑紫干陷者，百祥丸下之，不黑者甚勿下。身热烦躁，腹满而喘，大小便涩，面赤闷乱，大吐，此当利小便；不瘥者，宣风散下之也。若五七日痂不焦，是内发热气，蒸于皮中，故疮不得焦痂也，宜宣风散导之，用生犀角磨汁解之，使热不生，必着痂矣。

——《幼幼新书·卷第十八·疮疹论第一》

按语：本案记述了钱乙诊治疮疹的经验。疮疹轻者，自出至没，未见他证，不可下，只须用平和药，加上护理适当，频与乳食，不受风冷，即可顺利痊愈。如疮疹三日仍不出，或出而不快，即微发之。如发后所出不多，即加药味，加药后仍不出者，即大发之。如发后所出不多，脉又和平而无变证者，是疮疹本稀，不可更发。有大热者当利小便，小热者当解毒。若出不快，勿发散及攻下，只用抱龙丸治之。疮疹初起，若能食者大黄丸下一二行，若紫黑干陷者，用百祥丸下之，不黑者勿下。

案例 2：钱乙论疮疹标本

睦亲宫十太尉病疮疹，众医治之。王曰：疹未出，属何脏腑？一医言：胃大热。一医言：伤寒不退。一医言：在母腹中有毒。钱氏曰：若言胃热，何以乍凉乍热？若言母腹中毒发，属何脏也？医曰：在脾胃。钱曰：既在脾胃，何以惊悸？医无对。钱曰：夫胎在腹中，月至六七则已成形，食母秽液入儿五脏，食至十月，满胃脘中，至生之时，口有不洁，产母以手拭净，则无疾病。俗以黄连汁压之，云下脐粪及涎秽也。此亦母之不洁，余气入儿脏中，本先因微寒入而成。疮疹未出，五脏皆见证候。内一脏受秽多者，乃出疮疹。初欲病时，先呵欠、顿闷、惊悸、乍凉乍热、手足冷、面腮燥赤、咳嗽时嚏，此五脏证具也。呵欠顿闷，肝也。时发惊悸，心也。乍凉乍热、手足冷，脾也。面目腮颊赤、嗽嚏，肺也。惟肾无候，以在腑下，不能食秽故也。凡疮疹，乃五脏毒。若出归一证，则肝水疱，肺脓疱，心斑，脾疹，惟肾不食毒秽而无诸证。疮黑者属肾，由不慎风冷而不饱，内虚也。又用抱龙丸数服愈。以其别无他候，故未发出，则见五脏证；已出，则归一脏也。

——《幼幼新书·卷第十八·疮疹论第一》

按语：本案以治疗睦亲宫十太尉疮疹的经历，论述了疮疹产生的病因病机，诊断治疗。疮即痘疱，指天花而言。疹为麻疹，从病因而言。北宋时期，认为天花、麻疹的病因，除"天行"之外因，还有内因之先天"蕴毒"，也即"外感天行、内蕴热毒"而成。后世麻痘专书也多宗此说。内因之"蕴毒"，即小儿在母腹中，六七月已成形，后食入母体秽液而生。如在出生之时，产母清洁干净则不发病。诊断方面，钱乙依然以五脏为中心，如呵欠顿闷，属肝；时发惊悸，属心；手足冷，身乍凉乍热，属脾；面目腮颊赤，嗽嚏，属肺；无肾脏表现。从疮疹上辨别：肝—水疱，肺—脓疱，心—斑，脾—疹，无肾脏表现。从疮疹颜色：黑者归属于肾，是由内虚，疾病下传诱发的。在疾病的发生与转归上，如疮疹未发出者，五脏证候均可见到，如已发出，则应归于一脏，均可作为临床诊疗参考。

案例3：钱乙论热传疮疹

四大王宫五太尉，因坠秋千发惊搐，医以发热药治之，不愈。钱氏曰：本急惊，后生大热，当先退其热。以大黄丸、玉露散、惺惺丸，加以牛黄、龙、麝解之。不愈，至三日，肌肤尚热。钱曰：更二日不愈，必发斑疮，盖热不能出也。他医初用药发散，发散入表，表热即斑生。本初惊时，当用利惊药下之，今发散乃逆也。后二日，果斑出。以必胜膏治之，七日愈。

——《幼幼新书·卷第十八·疮疹论第一》

按语：本案为惊吓引发抽搐被误治所致，钱乙精准把握病机而治愈患者。患儿因坠而惊恐，惊则气乱，恐则气下，气机紊乱，阴阳升降失调，惊恐激动又引发心火亢盛，火旺生风，伴发高热抽搐。此时当用利惊药（如利惊丸等），而前医误用辛散发表，使热不得泄，反伤阴液，虽经钱乙用大黄丸、玉露散降火泄热，惺惺丸安神镇惊，复加牛黄、麝香、龙脑等清心开窍，终因邪热郁于肌肤而成"斑疮"。斑出之后，用必胜膏治愈。必胜膏又名牛李膏，即鼠李子。李时珍曾评论云："牛李，治痘疮黑陷及出不

快，或触秽气黑陷，古昔无知之者，惟钱乙。"(《本草纲目·木部第三十六卷·鼠李》)

案例4：钱乙论疮疹有误

睦亲宅一大王病疮疹，始用一李医，又召钱氏。钱留抱龙丸三服，李以药下之，其疹稠密。钱见大惊曰：若非转下则为逆病！王言：李已用药下之。钱曰：疮疹始出，未有他证，不可下也。但当用平和药，频与乳食，不受风冷可也。如疮疹三日不出，或出不快，即微发之；微发不出，即加药；不出，即大发之；如大发后不多，及脉平无证者，即疮本稀，不可更发也。有大热者，当利小便；小热者，当解毒。若出快，勿发勿下。故止用抱龙丸治之。疮痂若起，能食者，大黄丸下之，一二行即止。今先下一日，疮疹未能出尽而稠密甚，则难治，此误也。纵得安，其病有三：一者，疥；二者，痈；三者，目赤。李不能治。经三日黑陷，复召钱氏，曰：幸不发寒而病未困也。遂用百祥丸为药，以牛李膏为助，各一大服。至五日间，疮复红活，七日而愈。盖黑者归肾也。肾王胜脾，土不克水，故脾虚寒战，则难治。所用百祥丸者，以泻膀胱之腑，腑若不实，脏自不盛也。何以不泻肾？曰：肾主虚，不受泻，若二服不效，即加寒而死。

——《幼幼新书·卷第十八·疮疹论第一》

按语：本案为麻疹患儿，误用攻下而致疮疹内陷。本案记录了疮疹顺证与逆证的鉴别，表明疮疹的治疗原则为"未有可下之证则不当下"。疮疹顺证，当发热三天，出疹三天，收没三天。麻疹逆证，疹出不透，疹点稠密者，为难治。即使治疗得当，又易转化为"疥"，或转化为痈肿、双目红赤等变证。本案是疮疹初生之时，不当下反下，而致痘反稠密。因属热盛之实证，故三日后疮疹黑陷。若下后中气受损，脾虚寒战，是根本已竭，脾肾两败，故曰难治。若服药后不效，虚寒更盛，便是死证。若属热盛液涸之黑陷，本虚而标实，治当泻其腑。钱乙用百祥丸泻膀胱，使腑实得泄而脏自平；若腑实不得泄，则肾所主寒水之气过盛则难瘥。从本案总结钱乙治疗麻疹的经验：①疮疹不能用攻下法治疗。②发热三天，疹出不畅者，可稍用发散药物。如疹不出者，可以加大发散力度。③热势较重者，可以通利小便，如热势不重，只需清热解毒即可。④在判断病情顺逆上，应结合脉象，脉象平和者为顺。⑤在预后上，如误用下法，病情由发热转为寒战，此为攻下致使脾虚，使邪毒攻肾而致。如不及时扭转病情，寒象加重者，则为危候。

八、热证 🦩

《幼幼新书》中有关热证的内容大多在十九卷诸热涎痰与二十卷虚热蒸疸，根据病位及临床表现，刘昉将实热证分为膈热、胃热、风热、烦热、潮热、积热、极热等十种类型，将虚热证分为虚热、骨热、骨蒸、盗汗、喜汗、劳气、热渴七类，并加入了黄疸的内容，涉及的病变范围比较广泛。

（一）实热

膈热：脏腑积热，烦躁多渴，面热头昏，唇焦咽燥，舌肿喉闭，目赤，口舌生疮，痰实不利，涕唾稠黏，睡卧不安，谵语狂妄，肠胃燥涩，便溺秘结，一切风壅膈热皆是。

胃热：大便黄，四肢温壮，翕然体热，弄舌等。

风热：相当于哮喘，心肺壅滞，内有积热，风邪伤于皮毛，入于脏腑，令恶风壮热，胸膈烦闷，目涩多渴，舌厚唇燥，口不能吮乳。

潮热：因血气壅盛，五脏生热熏发于外，小儿早、晚两度发热。或夹伏热，或带宿寒。夹伏热者，大便黄而臭；带宿寒者，大便白而有酸气。皆脏腑不调，冷热之气俱盛，肠胃蕴积。

　　积热：因口不慎味，常食黏食、腥膻、肥腻、冷滑、瓜果之物，使脾胃受损，胃腑虚微，结实难化；生疮瘕积，胸胁之间，攻冲荣卫，呕逆气粗，眼涩，泄泻，两胁胀满，发黄狂走，燥热，口干，面赤，大小便不通。

　　实热：多指心经热证，一切蕴毒，咽干口燥，大渴引饮，心忪面热，烦躁不宁，睡卧不安，目赤睛痛，颊赤多渴，唇焦鼻衄，口舌生疮，咽喉肿痛，小便赤涩，谵语狂妄，痰涎不利，精神恍惚。

　　极热：指热风、热气、热瘴、热癨、恶疮、毒内入攻心、天行时气、瘟疫、热入脏腑、蛇螫、虎啮、狐狼毒所咬毒气入腹内攻。

　　痰涎：风热壅结，在于脾脏，积聚成涎。若涎多即乳食不下，涎沫结实而生壮热；涎盛喘粗，发搐搦，目睛上视，胸满呕逆，精神迷闷，发痫瘛疭。或邪热蕴积，潮热不除，颊赤口干，心膈烦躁，痰涎不利，睡卧不安。

　　《幼幼新书》中关于实热医论较少，以方剂为主。热证为儿科常见病证，在刘昉所处的时期，其相关的病位病性及治则没有太大争议，用药以清热、解毒、泻下、开窍为主。现将书中所载相关医案介绍如下。

案例1：钱乙有潮热问难

　　皇都徐氏子三岁，病潮热。每日西则发搐，身微热，而目微斜及露睛，四肢冷而喘，大便微黄。钱与李医同治。钱问李曰：病何搐也？李曰：有风。何身热微温？曰：四肢所作。何目斜睛露？曰：搐则目斜。何肢冷？曰：冷厥必内热。曰：何喘？曰：搐之甚也。曰：何以治之？曰：嚏惊丸鼻中灌之，必搐止。钱又问曰：既谓风病温壮，搐引目斜露睛，内热肢冷及搐甚而喘，并以何药治之？李曰：皆此药也。钱曰：不然。搐者，肝实也，故令搐。日西身微热者，肺潮热用事，肺主身温，且热者，为肺虚。所以目微斜露睛者，肝肺相胜也。肢冷者，脾虚也。肺若虚甚，母脾亦弱，木气乘脾，四肢即冷。治之当先用益黄散、阿胶散，得脾虚证退后，以泻青丸、导赤散、凉惊丸治之。后九日平愈。

——《幼幼新书·卷第十九·潮热第六》

按语： 本案患儿病发潮热抽搐。刘昉借此医案批驳李氏医生只从疾病表象入手，头疼医头、脚疼医脚。同时，指出本案属肺脾气虚、肝气乘脾所致虚实夹杂之证。如患儿除发热外，又有惊搐及目微斜露睛，为肝肺相胜之故。同时，肺气亏虚，子盗母气，又导致脾气亏虚，故而又见四肢寒冷。在此基础上，钱乙先补虚后攻邪，先用益黄散、阿胶散补脾益肺；待虚证解除后，再用泻青丸和凉惊丸解除心肝邪热。可见其重视病机转化，重视小儿生理及病变特点。

案例2：钱乙论热不可下

朱监簿子五岁，夜发热，晓即如故。众医有作伤寒者，有作热治者，以凉药解之不愈。其候多涎而喜睡，他医以铁粉丸下涎，其病益甚，至五日大引饮。钱氏曰：不可下之，乃取白术散末一两，煎药汁三升，使任其意取足服。朱生曰：饮多不作泻否？钱曰：无生水不能作泻，纵泻不足怪也，但不可下耳。朱生曰：先治何病？钱曰：止泻、治痰、退热、清神，皆此药也。至晚服尽，钱看之曰：更可服三升。又煎白术散三升，服尽得稍愈。第三日又服白术散三升，其子不渴而无涎，又投阿胶散二服而安。

——《幼幼新书·卷第十九·痰涎第十》

按语： 本案患儿，夜间发热，晨起热退，同时痰涎较多，精神不畅，嗜睡。小儿夜间发热，或因食积，或因脾虚，非实热之证。但在治疗过程中，或认为此属发热时受寒而诱发，徒伤其表；或认为是内热所致，遂投以寒凉之药，更虚其中气，均未见疗效。又有见患儿有痰涎便用下法，投以铁粉丸攻痰镇坠之剂，更虚其脾，导致疾病加重。后应用白术散，采用健脾之法，止渴治痰，退热清里，全从中土着手，所谓培中土以灌四旁，使因寒凉攻伐太过而至脾阳损伤者得复，取得了较好的疗效，特别是白术散任意取服，用意颇深，一则脾土已伤，少与则病重药轻，不如浓蒸频饮为佳；二则息儿口渴引饮，汤剂迎其所好，既能解渴，又能治病，确是补充津液之妙法。后又投以阿胶散者，因脾虚之后，肺气亦馁，外邪恋表，用之而滋其肺阴，散其表邪，培其中土。肺脾得复，外邪能散，其病乃愈。通过本案，可见钱乙在小儿疾病发生发展中，重视脾胃的作用，认为脾为生痰之源，肺为贮痰之器，化痰应当健脾。同时，脾气亏虚，正气不足，不能抗邪外出，故患儿夜间发热，晨起退热，精神不畅，喜睡，都是脾胃气虚的表现。钱乙重视脏腑之间的关系，在治疗脾胃虚弱之后，又用阿胶散补肺，为培土生金之意。

（二）虚热

刘昉将小儿虚热证，分为虚热、骨热、骨蒸、盗汗、喜汗、热渴几类。所收载的病因病机之论，不繁复且观点不相左。如其论肺虚热，《幼幼新书·卷第二十·虚热第一》言"唇深红色，治之散肺虚热，少服泻白散"。收录的治虚热方剂，除秦艽散、补心安神丸、生犀散、地骨皮散外，只有《庄氏家传》《孔氏家传》治疗该病的 7 首方剂，另加治疗虚劳诸不足的薯蓣丸。关于骨热与骨蒸，刘昉指出，"病初则骨热，病剧则骨蒸……骨热、骨蒸虽有浅深，皆可通用"（《幼幼新书·卷第二十·骨蒸第三》）。因此，其将二者合并讨论。病因上，所引《太平圣惠方》及《吴氏家传》，认为"凡小儿一岁至十岁，衣絮皆不得着新绵，又不得冬天以火烘炙衣服，与着亦令儿体热。勿食桃杏，令儿体热。因伤寒病后，未满百日，勿食羊肉、狗肉，令儿体热，或作骨蒸也"。又曰："或夏月食桃杏，不节酸热之类；或因伤寒后肌热赢瘦；或食羊肉，令儿体热。"可见虚热与外邪侵袭或饮食热性食物有关。主要临床表现，如《博济方》的描述："晚后多发热，面赤，五心烦，四肢无力，饮食减少，夜多盗汗，面色萎黄……"治疗上，清虚热同时，佐以行气消积、健运脾胃之法。在"骨蒸"篇中，收录的"唐中书侍郎崔知悌灸二十二种骨蒸法"尤为特殊，运用图文方式详细地记录了取穴法、用尺寸取穴法、艾柱大小法、艾法、用火法。指出"灸后宜服治劳地黄丸。地黄丸方：生地黄（汁）、青蒿（汁）、薄荷（汁）、童子小便、好酒（各二升，同煎成膏入），柴胡（去芦），鳖甲（醋炙），秦艽（各一两），朱砂、麝香（各半两，研）。上五味为末，入膏和为丸如桐子大。每服十五至二十丸，温酒下。切忌生冷物。"此法对针灸治疗骨蒸有参考意义。

古代关于小儿汗证的论述文献很多，关于该病的病因，刘昉将小儿汗证分为"盗汗"和"喜汗"，引《诸病源候论》小儿盗汗候，以及钱乙之论，阐明睡眠时自汗出属盗汗，而厚衣卧而额汗出属喜汗。前者病因，属小儿阴阳之气皆弱，腠理易开；后者病因，属小儿腠理疏松使；若衣物过厚，则属内热蒸发津液泄越所致；亦或如《玉诀》所载："抱损，抱得胸膛热传与脾，脾传气，气传血；血家既热，内被淳阳气抱却升，即化而为汗。"在病机上，刘昉所载文献认为，前者属"因于睡卧阴阳气交，津液发泄而汗出也"，后者属脏腑内热，或者血热蒸津液而出。若与现代对汗证病因病机的认识相比较，刘昉所收载的观点稍显狭隘，但也间接反映了刘昉对此病的看法。在这两个病证的论述中，刘昉反复提到钱乙的以下观点："又六阳虚汗上至头、下至项，不过胸也，不须治之……遍身者，盗汗也。上至项，下至胸者，胃虚也。额有汗者，喜汗也。"（《幼幼新书·卷第二十·盗汗第四》）提示出现上述临床表现时，当从小儿"胃虚"出发，才不会导致误治。此论提醒后世医家在治疗小儿汗证时，当注意观察小儿出汗的部位，从而判断其关键病机。在治疗上，盗汗篇中所收录的方剂，以益气固表，滋阴清热敛汗为主，主要药物有：黄芪、人参、茯苓、麦冬、熟地黄、麻黄根、鳖甲、龙胆、青蒿等。喜汗篇中收录了四组方剂，还提出了外治法，即《王氏手集》香粉散，用以治疗虚疏病，常多汗。每用少许扑有汗处，频使不妨。方用牡蛎（火，通赤研为粉，一两）、甘松（半两，细研）。在古代文献中，古人治疗汗证多喜用粉扑法，值得后世临床治疗时适当加以借鉴。

案例1：钱乙论虚实热证

朱监簿子，五岁，忽发热。医曰：此心热也。腮赤而唇红，烦躁引饮，遂用牛黄丸三服，以一物泻心汤下之。来日不愈，反加无力而不能食；又下之，便利黄沫。钱曰：心经虚，而有留热在内，必被凉药下之，致此虚劳之病也。钱先用白术散生胃中津，后以生犀散治之。朱曰：大便黄沫如何？曰胃气正，即泻自止，此虚热也。朱曰：医用泻心汤何如？钱曰：泻心汤者，黄连性寒，多服则利，能寒脾胃也。坐久众医至曰：实热。钱曰虚热。若实热何以泻心汤下之不安而又加面黄颊赤，五心烦躁，不食而引饮？医曰：既虚热何大便黄沫？钱笑曰：便黄沫者，服泻心汤多故也。钱后与胡黄连丸治愈。

——《幼幼新书·卷第二十·虚热第一》

按语：本案记载朱姓患儿忽然发热，腮赤唇红，烦躁，引饮。他医认为此属心热，治以牛黄丸和泻心汤，因寒泄太过，伤及脾阳，致使患儿热邪留恋而成为虚劳，反加无力，不能食，大便淡黄稀沫。故钱乙先用白术散运脾止利，进食生津，以救药误；针对心经虚而有留热在内的证候，再用生犀散清心凉血，以治心经虚热。生犀散中有柴胡、干葛、升麻，升清散邪，不使凉药伤中。最后，用胡黄连丸者，因误治之后，寒药伤中，发热虽愈而渐成疳瘦，故用之。从本案记载来看，钱乙驳斥见发热即用下法的错误做法。钱乙在其他医案中也多次提及内伤与外感治法之不同，指出儿科外感病证不当用下法。从诊断学角度，钱乙提出黄色泡沫便为胃气亏虚所致虚热便。用药方面，提出黄连性寒，多用亦可导致泄泻，针对患儿胃虚有热的证候特点，用胡黄连代替黄连。

案例 2：钱乙论治病有等

张氏三子病。岁大者汗遍身；次者上至项、下至胸；小者但额有汗。众医以麦煎散治之不效。钱曰：大者与香瓜丸，次者与益黄散，小者与石膏汤，各五日而愈。

——《幼幼新书·卷第二十·盗汗第四》

按语： 本案记载钱乙同时治疗张姓人家三个孩子盗汗的过程。同为盗汗，竟然使用三个处方，充分反映了作者治疗盗汗及其同病异治的思想。三子都有自汗一证，但出汗部位不同，故有虚实寒热之别。大者遍身出汗，属实火，可兼汗出身温、苔黄、脉数实等证，故用香瓜丸治之。次者，是头顶至胸部出汗，属中虚，可伴有肢冷、纳少、身瘦、腹大、大便泄泻等，故用益黄散治之。小者只在额部出汗，阳明脉循发际至额颅，额部出汗，属阳明里热，可兼有口干、多饮、面赤、舌红等，故用石膏汤治之。钱乙对三子之汗证进行辨证，采取同病异治原则，因而五日而愈。众医不分寒热虚实，一概治之，因而不效。可见辨证论治之紧要。

案例 3：钱乙论用药识证

郑人齐郎中者，家好收药散施人。其子忽脏热，齐自取青金膏三服并一服而服之，服毕至三更，泻五行，其子困睡。齐言曰：睡多亦惊，又与青金膏一服，又泻二行，加口干而身热。齐言：尚有微热未尽，又与青金膏。其妻曰：用药十余行未安，莫生他病否？召钱氏至，曰：已成虚羸。先多煎白术散时时服之，后用香瓜丸，十三日愈。

——《幼幼新书·卷第二十一·病后虚羸第十四》

按语： 上文中"郎中"，指医生，宋代后，南方方言称医生为郎中。本案记载某医屡用下法治其子发热，导致患儿成为虚羸。后经钱乙填补中焦而后又用攻补兼施法治愈。患儿脏热，本是实热，青金膏（丹）疏风利痰，泻下热结，虽然可用，但应适可而止。若不明小儿易寒易热、易虚易实之体质特点，屡用泻热攻下，使中气受损，至成虚羸。钱乙投以白术散，使脾胃清阳之气振作，再用香瓜丸苦寒泄热之剂收功。本案还提示，治虚羸应先填补中焦脾胃。因虚羸之人证属虚实夹杂，故案中"先多煎白术散时时服之"，然后再治以香瓜丸（黄瓜、大黄、胡黄连、柴胡、鳖甲、芦荟、青皮、黄柏）泻热消积。

九、癥瘕积聚等

刘昉在《幼幼新书》中，将积聚、癖气、乳癖、气、伤食、食不消等有形无形之积滞，皆归入"癥瘕积聚"一类，收录至第二十二卷，论述其理法方药，其中医论大多选自《茅先生方》《汉中王先生小儿形证方》《婴童宝鉴》《五关贯珍珠囊》《小儿形证论》《惠眼观证》《玉诀》《肘后备急方》等书，医方多选自《千金要方》《外台秘要》《谭氏殊圣方》《小儿药证直诀》《吉士家传》《太平圣惠方》等书。

（一）癥瘕癖气

癥瘕，现指腹腔内有积块肿物，坚硬不移。其痛有定处者为癥；聚散无常，痛无定处的为瘕。刘昉收录的《诸病源候论》《太平圣惠方》《婴童宝鉴》《五关贯珍珠囊》，皆认为癥瘕是由营卫失调，饮食无度，损伤脾胃，邪冷之气搏结而成。同时，《诸病源候论》及《婴童宝鉴》中，论及癥、瘕、癖的鉴别要点："状按之不动，有形段者，癥也。推之浮沉者，瘕也。其弦急牵强，或在左或在右者，癖也。皆由冷气、痰水、食饮结聚所成，故云癥瘕癖"（《幼幼新书·卷第二十二·瘕第二》）。又曰："有形名曰癥，浮动当为积。"癖为胁下痞块，痛时可触，平时不见。《太平圣惠方》中明确指出："癖者谓僻侧，在两胁之间有时痛也。"揭示了癖的病位。在癖气篇中，刘昉收录钱乙关于癖气和潮热的鉴别点："小儿病癖，由乳食不消，伏在腹中，乍凉乍热，饮水或喘嗽，与潮热相类，不早治必成疳。"并引曹宣德子癖气误治之医案，告诫后世医家在临证时注意鉴别。癥、痕、癖在治疗思路上与积聚相同，小儿脾胃娇弱，用药过猛易损伤正气。故其在收录的方剂中，记载了"量儿大小"，以及"泻病出为度……利出恶物为验……以利下恶物为效"，作为治疗效果的评判标准，提示切忌过度或盲目治疗，以避免造成严重的后果。

乳癖，从病名就可以看出其病因。根据刘昉引用的《太平圣惠方》《婴童宝鉴》《玉诀》《茅先生方》及《小儿药证直诀》的论述内容，可以总结出：此病多由乳母哺乳不当，损伤小儿脾胃，郁于肠胃所致，易伴见热证，后期治疗不当，则会转为疳病。治疗原则及常见药物可参考积聚，在此篇最后收录有《庄氏集》腧穴灸法："乳癖，用粗绳两条，各量两乳头中间阔狭，于两乳头上垂下，照令端直方停，对两乳于左右肋上各灸七壮，炷如麦粒大"，使小儿针灸治疗乳癖有证可循。

（二）积聚

在刘昉所处的宋代，多数医家的著作中将积与聚作为同一种病证；仅有个别医家，将积与聚分为两种病证阐述。如《婴童宝鉴》曰："小儿五积为脏气不行。蓄积一处不动，故曰积。夫心为伏梁在脐上，上攻其心，下攻胃口；脾为痞气，在胃口上横之；肝为肥气，在脐之左边；肺为息贲，在脐之右畔；肾为贲屯，在脐之下。各有变动，非食之所成，乃气积也。脏属阴，故在一处而不动也。小儿有聚，谓六腑之气留聚也。腑属阳，阳气转运不停，故其聚不定一处，发而腹痛。积聚之候，皆面黄瘦劣，嗳哽，不生肌肉，发立，或肌体浮肿，腹急多困，多为水气。"这是第二十二卷癥痕积聚所收录的文献中，唯一将积与聚分开者。其延续了《难经》中"肥气""息贲""贲屯"的病名，在分析小儿积聚病位上有其独到见解。刘昉转引"茅先生"关于"积"分类的观点，即将积聚分为：奶积、食积、气积、脾积、虚中积候、实积等。指出此病多因哺乳失宜，饮食不当，或由它病转归而成，同时提出了对应的方剂。在病位上，则另收录《小儿形证论》和《惠眼观证》的观点。前者根据临床表现，判断病位在胃、脾、肾、膀胱、肠道。后者认为，临床上的不同表现，分别由脾、肝、肺、背与脏腑有积而致。还指出如治不及时或治不得当，恐发展为疳病或慢脾风，揭示了此病的预后。《小儿形证论》曰："面肿，手脚肿，是虚中有积。腹胀不思饮食，是胃中积。合面吃土炭，痢痛，大腹中有积。面多黑，困不眼开，脾脏中有积。小便似油，脚手肿，肾脏中有积。渴，泻不止，膀胱中有积。腹内虚鸣，小便赤黄，小肠中有积。多吐逆，不吃食，上膈中有积。"《惠眼观证》曰："浑身虚肿者，脾之有积，久取不下，号曰虚中积。先塌气，后取之。肚腹肿，四肢黄色者，受水气，须取之。小便如米泔，肝脏受积，此候用取之。头发黄者，疳劳候欲发，此背之积，用取之。眼睛黄，鼻出水者，肝肺有积，曰风疳之候，当取之。赤白滞痢者，此脏腑内又积，用取之。肠内虚鸣者，此气虫之候，用取之，多吐逆，或日近及气酸臭可取，若已又不可遽取，恐作慢脾，且调理。合地而卧，此虫攒心，用取之。"这些医论也反映了当时医家多以脏腑为中心对积聚进行辨证。在《幼幼新书》中，小儿疾病的诊断以望诊为主，如面色的"黄白""黄如土色""变面黑"等；而脉诊极少，只收录了《保生》中提及小儿疾病的脉象，认为"其脉沉实"，以此为可治之脉，而"其脉洪大"为死脉。脉诊虽少但精，使得医家除观察临床表现外，也可通过小儿脉象来判断疾病的轻重以指导治疗。关于积聚的病情发展，几乎所有医家皆认为积聚发于脾，而后随着病情发展会波及五脏。

　　刘昉收录了《汉东王先生小儿形证方》中关于小儿积病"九种可医"和"六种不可医"的论述。

关于"九种可医"，其曰："面上虚肿是积。积者，是脾之所系，脾主身之肌肉，故应面，故知是脾积。其脾系土，土无正形，故早晚浮肿不定，多则早浮，其睡则脾不磨，上面作肿。若病后有此证，则是虚中积。宜用调脾、消积、行气等药。面合地卧是积。何以合地？其受积在脾，是冷积，何以知之？其脾好土，故知之在脾。其冷者属阴，故知伤冷、硬食得之。宜下热积气药耳。腹胀是积，其积在肺。何以知之？其肺主于气，才当受积，其气便冷，腹胀满，气急，故知之在肺。如腹胀，先宜调气后转，转后更宜调气。小便如油是积，其积在小肠。何以知之？其积受于脾，脾当传心，心不受触，则入小肠。小肠是心之腑，故知在小肠。则节其水道，小便如米泔、油相似也。发黄是积，是积伤心气。心主血脉，荫遍身毛发，被积气所干则发黄，故知积伤心，宜下空心散，及取积药。此人必时复发热也。赤白痢是积。其积在肺，受传大肠，及有外伤冷而得。何以知之？其肺主西方庚辛金，其色先白，后赤则是外邪。故知肺传大肠，则为赤白痢也，宜取后调气。两眼黄赤、睛青是积，其积在肝，何以知之？肝主东方甲乙木，色青，却被积气所干，即黄赤。睛青者，眼属五脏，肝是其主，肝若受积，故令眼睛青。是肝受积，若传胆，其人口苦，不要吃物，宜凉药退之。遍身虚肿是积，其积不在脏只在腑，何以知之？为其积曾取后，被药发动，即不在脏，故出皮肤之间为肿也。只宜下，取虚中积药，然后补之耳。多泻白粪是积，是受冷，积在脾，何以知之？脾主化，受冷积在脾，冷滑而泻白粪，故知在脾。宜先转，后热药补之。"以上为"九可医"。

关于"六不可医"，其曰："喘急是肺积，肺主气，其喘急则肺绝，其人当面白，全无血色，故不可医也。面黑是肾积，其人面黑者是肾绝也，人当不辨好恶，眼直无光，只得一日而死也。吐热气是荣积，其不医者，是血绝不可治也。血主心，心不能营，故出热气不止耳。手脚心生疮是卫积，卫者气也，胃气不生，故手足生疮；若卫绝则气不回，只得半日而死也。

恶心、吐、干呕是胃积，何以不医？胃主化食，其胃绝则恶吐，故不治。其人必食乳不化，不食亦干呕吐，面色青黄，无血色也。泻久住又泻，是积咬脾烂。何以知其脾烂？其人当泻白粪，为食不消，住了，却放粪赤黑而死，即知脾烂不可治"。

上述"九种可医"与"六种不可医"，补充了积聚的病机、辨证和治则。刘昉还将"茅先生"关于小儿积聚的歌诀附在各家观点之后，即治疗方剂之前，朗朗上口且便于记忆。收录的治疗方剂，主要以杀虫散结，消积除满，行气解郁，泻下攻积，补脾益气，温胃散寒类方剂为主。常用药物有：杏仁、芍药、巴豆、甘遂、大黄、豆蔻、芫花、轻粉、天南星、枳实、木香、丁香、天竺黄、天南星、三棱、莪术、橘皮、陈皮、郁李仁、砂仁、牛黄、槟榔、延胡索、人参、麦冬、茯苓、白术、肉桂等。纵观所收录的方剂，多以驱邪为主；若兼虚证，则佐以扶正药物。现代治疗小儿积滞，多遵循"以消导为主，佐以健脾"的治疗原则。

（三）宿食与伤饱

小儿先天脾胃虚弱，若饮食生冷过度，损伤脾阳，则出现宿食不消，与中医内科"反胃"的病因病机较为接近。刘昉在癥瘕积聚篇中收录的《诸病源候论》《太平圣惠方》，皆以"脾胃冷故"，解释宿食不消的发生原因。因此，篇中收载的方剂，多注重温阳助运，兼行气消积导滞。与宿食不消相同，刘昉亦引《诸病源候论》《太平圣惠方》的论述，分析伤饱的病因病机。即若小儿饮食无度，损伤脾胃，脾虚失运，气血生化乏源，无以营养全身脏腑及四肢肌肉，而致伤饱的相应症状出现，治疗上以行气消积，健运脾胃为主。又有钱乙所言"不思食"，即食欲不振，现代所谓小儿厌食症，也属此范畴。刘昉引钱乙《小儿药证直诀》的相关论述，对小儿不思食的证治认识十分精辟。其曰："面晄白无精光，口中气冷，不思食，吐水，当补脾，益黄散主之。面晄白色弱，腹痛不思食，当补脾，益黄散主之。

若下利者，调中丸主之。"此言胃气不和与胃冷虚所致不思食症，皆可用益黄散治疗。

（四）病案

案例：钱乙论癖为潮热

曹宣德子三岁，面黄，时发寒热，不欲食而饮水及乳不止。众医以为潮热，用牛黄丸、麝香丸不愈，及以止渴干葛散服之，反吐。钱乙曰：当下白饼子主之，后补脾，乃以消积丸磨之，此乃癖也，后果愈。何以故？不食但饮水者，食伏于管内不能消，至令发寒。服止渴药吐者，药冲脾故也，下之即愈。

——《幼幼新书·卷第二十二·癖气第三》

按语：上文中"管内"，即脘内。如《灵枢·上膈》曰："人食则虫上食，虫上食则下管虚"。"药冲"，即药与病不符、不对症。如病机本已向上，而又用干葛之类的升药，因而导致呕吐。本案为钱乙治愈癖气的验案。患儿被他医以潮热为主证，用牛黄丸和麝香丸治疗不效，用葛根散止渴反致呕吐。钱乙认为证属食积于内，脾胃消化无力，故用白饼子攻下，消积丸消食，使脾运复而癖病愈。因小儿正气未充，不耐峻攻，故消下之后仍须补脾，使邪去而正不伤。本案提示，癖气属疳证类病变，患儿虽寒热往来，但有别于潮热；治宜首先攻下消癖，进而健脾益气，最终温里消积。

十、疳证

小儿疳证，诸医籍中又称其为疳疾、疳积、五疳、诸疳等，是儿科四大证（麻痘惊疳）之一，为小儿常见病。宋代以前，疳证主要记载于内科杂病中，最早见于巢元方的《诸病源候论》，不单指出疳证的病位（脾胃）病因（虫），更明确指出疳证的证候及转归，为后世奠定了疳证的辨证基础。但是篇中之疳证，主要是指成人特有的一类慢性消耗性疾病，并未视作儿科疾病，直到宋代方成为小儿的专有疾病，因此，在这一时期出现了大量论述小儿疳证的著作与文献，包括《太平圣惠方》，对后世影响颇深的《小儿药证直诀》《圣济总录》，以及集宋以前儿科文献之大成的《幼幼新书》。在《幼幼新书》中大量记载了小儿疳病的内容，在汇集了早期儿科著作资料的基础上，收纳了各类家传及私人藏方，将小儿疳证分为 37 类，除《太平圣惠方》所列 24 类外，还增加了走马疳、疳肥、疳瘦、疳热、疳痨、疳嗽、疳积、疳渴、疳肿、疳后天柱倒、疳气灌入阴、丁奚、哺露，共 13 类，出方 791 首。刘昉在《幼幼新书》中，以卷二十三至卷二十六详细收集了大量关于疳证的资料，足见疳证在小儿诸疾中的重要以及历代医家对小儿疳疾的重视。

（一）疳证的分类

《太平圣惠方》中已有疳证的专论，将疳证分为：心疳（惊疳）、肝疳（风疳）、脾疳（食疳）、肺疳（气疳）、肾疳（急疳）、疳气、无辜疳、五疳出虫、口齿疳、鼻疳、眼疳、脑疳、脊疳、奶疳、干疳、内疳、疳渴、疳痢、疳痢久不瘥、疳痢腹痛、疳湿、蛔疳、疳疮等，共 24 类，方 265 首，亦有论述疳证的病因、病机、证候、治则、方药转归等。《小儿药证直诀·诸疳》将疳证分为 8 类，又有疳在内、疳在外之论，列方 18 首。在疳证分类方面，刘昉以五疳辨治为卷首标题，分别选取《太平圣惠方》《汉东王先生小儿形证方》《小儿药证直诀》中有关"五疳"的理论，论述其对疳证的临床诊治，颇有自己的体会。而纵观《圣惠方》《汉东王先生小儿形证方》《小儿药证直诀》《婴童宝鉴》中，有关"五疳"的论述，当属《圣惠方》所论最为全面、详细，故而刘昉选用《太平圣惠方》的"五疳"论为开篇，其意不言自明。

（二）五疳

《幼幼新书·卷二十三》从病因、病机、病位、临床表现、治疗等方面论述了五疳的相关内容，在篇幅组成上以方药为主。本卷开篇总引《太平圣惠方》《汉东王先生小儿形证方》《小儿药证直诀》《婴童宝鉴》的内容，阐明此病多因哺乳失常、饮食失宜所致。但在论及小儿疳证的其他篇中，还提及禀赋不足、外邪侵袭、治疗不当等病因，可见刘昉认为"五疳"有其独特的病因，即饮食所伤。

在病机方面，刘昉在有关"肝疳""心疳""脾疳""肺疳""肾疳"的内容中，均引用了《太平圣惠方》中的病机，如"小儿风疳者，由肝脏壅热，乳食不调之所致也……小儿惊疳者，由心脏实热之所致也……小儿食疳者，由脾胃不调，乳食过度，伤于脏腑之所致也……小儿气疳者，由乳食不调，内有壅热，伤于肺也……小儿急疳者，由乳哺不调，甘肥过度之所致也"。此论中虽未论述五疳的总病机，但根据以上论述，可以归纳为乳食不调，实邪积滞，伤于脏腑等。同时，从上述内容也可看出病变部位之所在。后世对疳证的病位论述主要在脾胃，脾胃虚衰，气血乏源，累及诸脏。而本卷仅将"脾疳"的病位归于脾胃。五疳论及五疳候两篇中，记载了不同医家对五疳表现的描述，但大致相同，均与相关病变脏腑所主疾病有关。在五疳候中，刘昉引用《茅先生方》中的论述，总括临床表现："风疳，主肝候，面青黄色，眼生障膜，头摇，揉眼鼻。惊疳，主心候，面黄赤，身壮热，或泻色青黑，惊叫，口鼻干燥，遍身虚汗。气疳，主肺候，面黄白，咳嗽，鼻下赤烂，上渴气喘，毛发焦黄，形容枯瘦。食疳，主脾候，面色萎黄，腹热青筋，好吃泥土，眉咬甲，多喘叫，粪内有虫，细如马尾，憎寒热。急疳，主肾候，面青黑，不进奶食，虚汗，口生疮，疝气，上焦热，爱吃冷水，鼻口干燥"等。同时，还收录了《汉东王先生方》中的小儿五疳歌，内容皆通俗易懂，体现了本书的一大特色。在五疳的治疗上，刘昉将可治疗"五疳"的方剂单列一篇，后按照"肝疳""心疳""脾疳""肺疳""肾疳"的分类，将相应的治疗方剂纳入其中。现代以来，中医临床对疳病的治疗，以健运脾胃为主。但纵观刘昉收录的大量方剂，药物作用多比较迅猛，以清热行气，消食杀虫，清心平肝镇惊为主，仅佐以少量补虚药。方中常见药物有：雄黄、青黛、麝香、天浆子、腻粉、葶苈、牛黄、朱砂、龙脑、蛖螂、虎睛、川楝子、芦荟、芜荑、黄连、胡黄连、熊胆、肉豆蔻、木香、青皮、陈皮、槟榔、诃梨勒皮、蟾酥、天麻、夜明砂、人参等。现代以来，由于虑及药物的毒性，以及对动物的保护，上述药物已不常用。从《幼幼新书》的记载来看，上述药物的运用，在剂型上以丸剂、丹剂为主，并在制剂中加入大米，或送服过程中粥饮，注意顾护患儿脾胃；同时，丸剂和丹剂，亦便于根据患儿年龄及体质调整服用剂量，体现因人而异的治疗原则。五疳起病缓慢，且病程迁延，影响小儿生长发育。若不及时治疗，猝然变险，会危及患儿生命，因此应注重早期防治。

在《幼幼新书·卷第二十三·五疳可治不可治候第三》中，刘昉引用《太平圣惠方》所论小儿五疳可治候与不可治候，还论及五疳之五绝候。

关于可治候，其曰："凡小儿疳在内，眼涩腹胀，痢色无常，或如泔淀，日渐羸瘦，此候可疗。若鼻下赤烂，自揉其鼻，头上有疮，生痂痛痒，渐渐流引，绕于两耳，时时目赤，头发稀疏，脑皮光紧，头大项细，肌体羸瘦，亦可治也。若唇口被蚀，齿龈作五色，或尽峭黑，舌下有白疮，上有窍孔，口中时有臭气，齿渐染欲烂，亦可治也。若下部开张，有时赤烂，痒不可忍，下痢无常，亦可治也。若疳蚀脊膂，十指皆痒，自咬指甲，头发作穗，脊骨如锯，有时腹胀，有时下痢，若急治之，无不瘥也。"

关于不可治候，其曰："凡小儿肝脏疳，若目睛带青脉，左胁下硬，多吐涎沫，眼角左右有黑气所冲，不可治也。心脏疳，若爱惊啼，常好饮水，便食辛味，耳边有脉，舌上有黑靥者，不可治也。脾脏疳，若肚大唇无血色，人中平满，下痢无度，水谷不消，好吃泥土，皮枯骨露，不可治也。肺脏疳，若咳逆气促，多泻白米，身上有斑，生如粟米大，色若黑者，不可治也。肾脏疳，若爱食酸咸，饮水无度，小便如乳，牙齿青黑，耳脑干燥，肩竖骨枯，不可治也。"

关于五绝候，其曰：其一，"衬着脚中，指底不觉疼"。其二，"抱着手足，垂弹无力"。其三，"病未退，遍身不暖"。其四，"脏腑泻青涎及沫不止。"其五，"项筋舒展无力"。最后指出："如此之候，皆不可治也。凡医用药，切在审详也。"故在五疳治疗中，密切观察患儿临床表现的动态变化尤为重要。

在《幼幼新书·卷第二十四·五疳出虫第四》中，还收录了治疗五疳出虫的方剂。其药性峻猛，旨在驱虫于体外；同时可以根据虫色，来判断可治不可治之候。其曰："若虫色黄白及赤者，可疗；青色者，不可疗也。"

（三）无辜疳

宋代以后对于无辜疳的论述，主要延续《幼幼新书·卷第二十四·无辜疳第一》中有关无辜疳的病因病机及临床表现的观点。现代鲜有关于此病的相关研讨，现疑指瘰疬，多为他病所累。当他病痊愈后，此核不消，久成疳疮，似无辜而患，故名无辜疳。此外，也有疑其为小儿疳积引发项瘰疬者。该病最特殊的临床表现是"脑后有核弹如丸"。因此，除去药物治疗外，刘昉亦将《太平圣惠方》所载无辜针烙法收纳其中，即"上以铁针尖利者，烧针头似火色，看核子大小，作一纸环子束定无辜，仍须捏定，以针当中烙之，可深二豆许……"《太平圣惠方》中，首次论述小儿无辜疳用火针治疗的方法。

（四）诸疳异证

刘昉在卷二十三、二十四、二十五中收录大量不同临床表现的疳证，并引用《太平圣惠方》中的医论："夫小儿疳疾者，其状多端，虽轻重有殊，形证各异，而细穷根本，主疗皆同。由乳哺乖宜，寒温失节，脏腑受病，血气不荣，致成疳也。"说明无论疳证临床表现有多么复杂多变，其病因病机是大致相同的。刘昉在《幼幼新书·卷第二十四·一切疳第三》中引用《小儿药证直诀》中的论点："疳皆脾胃病亡津液之所作也。因大病或吐泻后，以药吐下，致脾胃虚弱、亡津液。且小儿病疳，皆愚医之所坏病……其候不一，种种异端。今略举纲纪：目涩或生白膜，唇赤，身黄干或黑，喜卧冷地；或食泥土，身有疮疥，泻青白黄沫，水利色变易，腹满，身耳鼻皆有疮，发鬓作穗，头大项细，极瘦，饮水，皆其证也。大抵疳病当辨冷热、肥瘦。其初病者为肥热疳，久病者为瘦冷疳。冷者木香丸，热者黄连丸主之，冷热之疳尤宜如圣丸。"在病因病机上，补充了"脾胃病，亡津液"，在病位上归结于"脾胃"，与之前五疳的论述有所不同，并且在临床表现上，不再局限于五脏疳证的相应症状。《婴童宝鉴》中，另提到"脊疳""口疳""脑疳""食疳""奶疳""蛔疳""气疳"。随着疾病的发展，还可出现《惠眼观证》中记载的"丁奚""哺露"。同时，选取《庄氏家传》小儿二十四候，较为全面地汇总了各类疳证的表现。此外，篇中收方剂130余首，对后世具有极大的参考意义，也使得失传的文献内容得以保存。

《幼幼新书·卷二十四》之末，收录了《颅囟经》《太平圣惠方》所载特殊疗法——吹鼻。这是中医传统的外治法，通过鼻腔给药，刺激鼻腔黏膜，经鼻腔黏膜使药物吸收，循经入络直达病所以驱病除疾，丰富了小儿疳病治法。

《幼幼新书·卷第二十五》中，分别收录了"走马疳""口齿疳""鼻疳""眼疳""脑疳""脊疳""奶疳""疳肥""疳瘦""干疳""内疳"。从病名来看，皆由疳病发展而来，进而影响到周围脏腑，导致相应脏腑发生病变。故刘昉将上述疾病，归纳总结为一卷。"走马疳"和"口齿疳"，以外治法为主。"眼疳"的治疗方剂中，出现石决明、谷精草、甘菊、青葙子等明目药。余者，在治疗思路及用药特色上，与前文提及的五疳内容相同。《幼幼新书·卷第二十六》论及疳病可能引起的全身症状，如"疳热""疳渴""疳劳""疳嗽""疳积""疳泻""疳痢""疳痢久不瘥""疳痢腹痛""疳湿""蛔疳""疳疮""疳后天柱倒""疳气灌入阴"等。进而，将记载相应临床表现及方剂的文献尽收其中，以指导后世治疗。

作为古代儿科四大要证之一的疳病，刘昉纵收各家思想、医论与方剂，并进行分类归纳，为后世治疗疳病提供了较为系统全面的参考，实属不易。

十一、泄泻

泄泻是以排便次数增多，粪质稀溏或完谷不化，甚至泻出如水样便为主症的病证。在《内经》中，泄泻被称为"溏泄""鹜溏""飧泄""注下"等，且对泄泻的病因病机（风寒、湿热、饮食不节、情志失调等）有较为全面的认识。《难经·五十七难》中，提出"五泄"，即"泄凡有五，其名不同，有胃泄、有脾泄、有大肠泄、有小肠泄、有大瘕泄"。其中，"大瘕泄"的症状，为"里急后重，数至圊而不能便，茎中痛"，即为"痢疾"。说明当时将"痢疾"归属于"泄泻"。东汉·张仲景在《伤寒杂病论》中，将泄泻与痢疾统称为下利。如《金匮要略》中，有"呕吐哕下利病脉证"篇。自此，后世医家，无论在病因病机，还是在临床表现方面，多"泄""利"并称，"利""痢"混用。而《幼幼新书》中，刘昉对于泄泻的见解，较此前则有所不同。具体体现在以下几个方面。

（一）分论泄泻与痢疾

1. 首次分论泄泻与痢疾

"泄泻"之名，首现于《太平圣惠方》："治脾劳，胃气不和，时有泄泻，食少无力，宜服松脂丸方。"《圣济总录》中有"泄痢门"，论及濡泻、大便不禁、产后泄泻等。当代有学者认为，自陈无择《三因极一病证方论》开始出现"泄泻"专篇。实际上，刘昉的《幼幼新书》中，在"卷第二十八泄泻赢肿"与"卷第二十九滞痢赤白"，即分别论述"泄泻"与"痢疾"，且成书早于《三因极一病证方论》。此后医家，遂逐渐分别定义和论述"泄泻"与"痢疾"。

2. 阐明泄泻与痢疾的区别

在《幼幼新书》"泄泻"卷首，刘昉引《养生必用》论下利之观点："古人凡奏圊（刘昉注：圊，圈也）泻者，皆谓之利。寻常水泻，谓之利。米谷不化，谓之米谷利，或言下利清谷（刘昉注：清，冷也）。痢，谓之滞下，言所下濡滞（刘昉注：脓血点滴，坐圊迟久，岂不谓之滞下也）。认为痢有四种：寒、热、疳、蛊是也（刘昉注：白多为寒；赤多为热，兼以后重；赤白相杂为疳）。至蛊则纯下血。随证用药，不若今人之妄也。"在《幼幼新书》中，刘昉所给出的注释，多为解释文字，极少加入自己的观点评判。对于此条收录，不仅放在泄泻卷之首，而且多有注释，不禁可以看出其深意。细查刘昉之注释，几乎涵盖了痢疾的所有特征：赤、白、脓血、滞下、后重，这些均是"泄泻"与"痢疾"的鉴别诊断要点。刘昉在泄泻与痢疾方面的见地颇深，是超越当时的。在其后有关"泄泻"的医论中，刘昉所收集的《茅先生方》《小儿药证直诀》《婴童宝鉴》的观点，皆避免了有关"痢疾"的描述，再次佐证了刘昉对于"泄泻"与"痢疾"的差异有明确的认识。

纵观《幼幼新书·卷第二十八》，在引录的"一切泄泻""积泻""惊泻""伤泻""冷泻""热泻""洞泻""水谷泻"内容中，无论是医论还是选方，均多有"痢"字出现，但细查其临床表现及方剂的主治，却鲜有类似"赤白脓血"的文字。是因为刘昉之前的医家，多"泻""泄""利""痢"混用。而在《幼幼新书·卷第二十八·暴泻第九》篇首或篇名之后，则以小字注释"亦名卒利，亦名暴利"；正文中，除《诸病源候论》有"赤白滞利"外，其余诸条文从理法方药各角度均为治疗泄泻。自"暴泻第十"至"下利浮肿第十五"，在篇名之后，刘昉均注释"某痢同"；就内容来看，无论是医论还是方药，多"泄泻""痢疾"混杂。由此可看出，刘昉本人对于"泄泻"与"痢疾"的区分是非常明确的，但从治疗角度看，刘昉认为二者有相似之处。

（二）泄泻的分类

刘昉在《幼幼新书》中，将泄泻分为积泻、惊泻、伤泻、冷泻、热泻、洞泻、水谷泻、暴泻、暴泻、久泄等十余类。其后，又列出泄泻的某些兼证，如泄泻不止兼口渴、泄泻兼腹痛、久泄消瘦及久泄浮肿等。

1. 积泻

关于积泻的临床表现，刘昉引用《茅先生方》中医论：面带青黄，眼微黄，上渴，肚膨呕逆，遍身超热，通下臭秽。究其病因，多因食物过度，伤脾胃。关于积泻的治疗，刘昉引《汉东王先生小儿形证方》四十八候中的观点："求医最好休言止，止住之时怕转难，取积为先方顺气，调和迤逦却求安。"刘昉借此说明积泻的治疗，要以调理气机为主，不能力求止泻，恐有闭门留寇之弊。

2. 惊泻

关于惊泻的临床表现，刘昉引用《茅先生方》云："面青色，眼微青，身微热，下泻青红水，或如草汁。"《石壁经》与《凤髓经》（已佚，刘昉注：《凤髓经》《飞仙论》《宝童方》《联珠论》《保信论》《惠济歌》《吉氏家传》七书皆得之前岳州平江令吉之谦伯家藏，上六书并不载所作之人），亦强调惊泻的望诊要点为青色，即"泻出还如蓝靛青，目光紧急黑添睛，只看眼凸胞青脉（《凤髓经》为"只看眉中青色生"），便是惊伤冷泻因。"关于惊泻的病因病机，《茅先生方》中认为，本候先有惊，积在后，又被冷物所激。《石壁经》认为，本候先因冷伤脏腑，后又被惊。但在治疗方面，二者均持先安脾胃、次去其惊的做法。

3. 伤泻

关于伤泻的临床表现，刘昉引用《茅先生方》中云："肚膨胀硬，身微热，微微地呕。"其病因病机为过食黏滑之物，饮食不消，停滞胸膈而泄泻。《太平惠民和剂局方》云："小儿脏腑怯弱，内受风冷，腹胁胀满，肠鸣泻利，或青或白，乳食不化。"治疗方面，刘昉所选方剂中未出现消食药，多为健脾补虚理气之品（人参、干姜、白术、白芍、木香），因伤泻之本是小儿脾胃娇弱，饮食不化。

4. 冷泻

冷泻为临床常见病候，《幼幼新书》中有众多医家论述。其临床表现与病因病机，各家论述大体一致。症见腹中虚鸣，身冷，腹胀满，为脾胃虚弱，饮食不化所致；或夏月积冷而致发热，热后转凉，症见腹泻，面青肉冷等。

5. 热泻

热泻的临床表现，症见浑身微热，口渴，泻下如水。多治以清热、理气之法。

6. 洞泻

关于洞泻，刘昉收录了《诸病源候论》和《五关贯真珠囊》（刘昉将其归为"近世方书"，并注：不载所作之人，得之长沙医工毛彬）两种说法。前者秉承《内经》的观点，认为"春伤于风，夏为洞泄"。如小儿春时减衣过早，为风冷所伤，藏于肌肉，至夏饮食居处不调，寒入于肠胃，则下利。后者认为，凡风冷入肠下利，皆为洞泻。两种说法虽都有风冷入肠这一病因，但病情发展及兼证却大不相同。《诸病源候论》曰："洞泻不止为注下也。凡注下不止者，多变惊痫。"此言春伤之风伏于肌肉，至夏伤寒泄泻后，五脏不利而发惊痫。《五关贯真珠囊》指出，洞泻的兼证为肛门脱、小儿肿，因病因单一而没有伏邪，故兼证亦单一。关于洞泻，《千金要方》亦有描述，比较接近《五关贯真珠囊》的说法。以肛门脱出为主症的泄泻，刘昉选择了《千金要方》治疗洞泻的方剂，却未引用其关于洞泻的医论，因其不赞成其观点。由此可知，刘昉对洞泻的认识，更接近于《诸病源候论》的观点，故将其中所论置于洞泻篇之首。细观刘昉所引《诸病源候论》洞泻之论，不难发现其与温病发展史上刘完素对温病的病因病机的认识非常接近。刘完素认为，温病乃"冬伏寒邪，藏于肌肉之间，至春变为温病，夏变为暑病"，这是以伏气致病解释温病的成因。关于温病的病机，刘完素强调"气机怫郁"导致伤寒化热，并提出"六气皆从火化""伤寒皆是热证"的著名学说。

7. 水谷泻

关于水谷泻，刘昉引录《太平圣惠方》和《千金要方》之说，二者均以下利清谷为主症。《太平圣惠方》中，论述了水谷泻的病因病机："夫小儿水谷利者，由寒温失宜，乳哺不节，或当风解脱，血气俱虚，为风冷所伤，留连在于肌肉，因其脾胃不和，大肠虚弱，风邪入于肠胃，肠胃即虚，不能制于水谷，故变为下利也。"根据此种病因病机，刘昉所选治水谷泻的方剂，多具温中、理气、健脾、祛风功效。

8. 暴泻

暴泻，又名卒利，《诸病源候论》认为，其病机为先有脾胃虚弱，后突然为冷热之气所伤，进而突发泄泻。

9. 蛊泻

蛊泻，刘昉注：亦名蛊痢。关于蛊泻的病因，《太平圣惠方》曰："由秋夏晨朝，多中暴冷之气。冷气折其四肢，则热不得泄，热气入腹则变为痢，或作赤白。"临床表现为"小腹胀痛，肌体壮热，其脉洪大急数"。治疗方面，刘昉选取了《外台秘要》《太平圣惠方》《吉氏家传》中的方剂，药物多为治疗痢疾的常用药物，以黄连、芍药为主，佐以行气、和血、温中之品。

10. 利久不止

关于利久不止，《诸病源候论》指出，利久之后，则肠胃虚，易为寒热，寒则变白脓，热则变赤血。以今之视角分析，此说法比较符合当时之情形。泄泻日久，正气亏虚，正虚之人更易感染时疫之气，故而易从久泄变为久泄与久痢夹杂。在《幼幼新书·卷二十九》中，刘昉引《茅先生方》中云："凡治痢又泻，治得泻又痢，此是大肠滑，脾虚热，又名脏中有积毒而成。"说明久泄成痢，时有发生。治疗上，因久利（痢）则正虚邪不弱，故刘昉所选剂，多属寒热夹杂，补泻兼施。自"利久不止第十一"至"下利浮肿第十五"，刘昉皆注明"泻痢同"。从临床来看，久泄与久痢，在临床表现、预后、转归和治疗方面，确实有其相似之处。如"久利（痢）不止"，则伤津，津液不能濡润口腔，可能出现"利（痢）渴不止"。泄泻与痢疾的发病，均与"湿"有关；湿伤脾，脾虚则"下利（痢）羸瘦"；伤脾则水湿内停，而现"下利（痢）浮肿"。这些篇章中，"泄泻"与"痢疾"的混杂，从另一侧面说明刘昉对这两种病差别的初步认识，但其观点对后人是有启示意义的，对于泄泻与痢疾诊治理论的发展也起到了一定的推动作用。

（三）病案

案例 1：钱乙论吐泻

广亲宅四大王宫五太尉，病吐泻不止，米谷不化。众医用补药，言用姜汁调服之。六月中服温药，一日而加喘，吐不定。钱曰：当以凉药治之，所以然者，谓伤热在内也。用石膏汤三服，并服之。众医皆言：吐泻多而米谷不化，当补脾，何以用凉药？王信众医，又用丁香散三服。钱后至曰：

不可服此，三日外必腹满身热，饮水吐逆。三日外，一如所言。所以然者，谓六月热甚，伏入腹中而令引饮，热伤脾胃即大吐泻。他医又行温药，即上焦亦热，故喘而引饮，三日当死。众医不能治，复召钱至宫中。见有热证，以白虎汤三服，更以白饼子下之，一日减药二分，二日、三日又与白虎汤各二服。四日用石膏汤一服，旋合麦门冬、黄芩、脑子、牛黄、天竺黄、茯苓，以朱砂为衣，与五丸，竹叶汤化下，热退而安。

——《幼幼新书·卷第二十七·吐利第六》

按语： 本案患儿吐泻不止，水谷不化。时医认为属虚证，故治以温补之方，且以姜汁灌服。服药后，患儿仍呕吐且增喘急。钱乙认为此属热证，应以凉药治之，当选用石膏汤。但病家又服温中散寒之丁香散，以至腹满身热，饮水吐逆，喘而引饮，是肺胃之气将绝之候。钱乙以白虎汤清阳明之燥邪，白饼子除胃肠之食积，后又用养阴清肺、凉心安神之药，以退其虚热，复其津液，立法精当，并渐次减少药量，以退为进，使脏腑血气调和，诸证自平。从本案亦可看出，钱乙在临床实践中，受张仲景思想的深刻影响，大量使用白虎汤等方剂，且治病必求其本，没有单凭完谷不化一症，就认为是寒证而用温药，而注意到季节和服药后的变化。

案例2：钱乙论虚实下药

冯承务子五岁，吐泻，壮热不思食。钱氏曰：目中黑睛少而白睛多，面色㿠白神怯也，黑睛少肾虚也，黑睛属水，本怯而虚，故多病也。纵长成，必肌肤不壮，不耐寒暑；易虚易实，脾胃亦怯；更不可纵酒欲，若不保养，不过壮年。面上常无精神光泽者，如妇人之失血也。今吐利不食，壮热者，伤食也，不可下，下之虚。入肺则喘，入心则惊，入脾则泻，入肾则益虚。此但以消积丸磨之，为微有食也。如伤食甚则可下，不下则成癖也。实食在内，乃可下之，下毕，补脾必愈，随其虚实无不效者。

——《幼幼新书·卷第二十七·吐利第六》

按语：本案中钱乙根据患儿临床表现，判断其肾虚先天不足而多病，属"微有食"，不可下，下之必虚，宜以消积丸磨之。伤食证属虚实夹杂者，不可用下法治疗，恐伤及正气而引发重证；若"伤食甚则可下，不下则成癖"，即"实食在内，乃可下之"；下之后，"补脾必愈，随其虚实无不效"。

案例3：钱乙有吐泻问难

广亲宫七太尉，七岁，病吐泻。是时七月，其证全不食而昏睡，睡觉而闷乱、哽气、干呕、大便或有或无、不渴。众医作惊治之，疑睡故也。钱曰：先补脾后退热，与使君子丸补脾，退热石膏汤。次日又以水银、硫黄二物下之，生姜水调下一字。钱曰：凡吐泻五月内，九分下而一分补。八月内，十分补而无一分下。此者是脾虚泻，医妄治之，至于虚损，下之即死。当只补脾，若以使君子丸即缓。钱又留温胃益脾药止之。医者李生曰：何食而哕？钱曰：脾虚而不能食，津少即哕逆。曰：何泻青褐水？曰：肠胃至虚，冷极故也。钱治而愈。

——《幼幼新书·卷第二十七·吐利第六》

按语：本案患儿被前医误诊为惊证，投以寒凉之剂，致脾气虚衰、胃津耗竭。钱乙诊后，先补脾后退热，结合泻下积滞之法而治愈。因吐泻发生在七月，钱乙认为此属热少寒多之证。钱乙用使君子丸先补脾理气，涩肠止泻，后用石青汤退其蕴热，次日又用水银、硫黄下之。积滞已去，脾胃乃虚，又宜温养，故留温胃益脾药而使之康复。此案既是脾气不运，胃津不充，当用白术散，而此处如何却选用使君子丸？这是因为白术散中有葛根升动胃气，宜于清气下陷之证。此案小儿本吐，又且呃逆，胃中浊气上升，故不用白术散而用使君子丸。可见钱乙选方用药丝丝入扣之一斑。

案例4：钱乙论笃病诀安

黄承务子二岁，病泻，众医止之十余日，其证便青白，乳物不消，身凉，加哽气昏睡，医谓病困笃。钱氏先以益脾散三服，方见胃气不和门中。补肺散三服，方见喘咳上气门中，三日身温而不哽气，后以白饼子微微下之，方见吐利门中，与益脾散二服，利止。何以然？利本脾虚伤食，初不与大下，措置十日，上实下虚，脾气弱，引肺亦虚，补脾肺，病退，即身温，不哽气是也。有所伤食，仍下之也，何不先下后补？曰：便青为下脏冷，先下，必大虚，先实脾肺，下之则不虚，而后更补之也。

——《幼幼新书·卷第二十八·一切泄泻第一》

按语： 本案患儿病泻，众医误投以止泄剂十余日，导致中焦运化之机更滞，宿食壅阻不化，脾虚脏冷，肺虚不利。钱乙先用益脾散补脾，以补肺散益肺；再用白饼子微下导其宿滞，下后又复用益脾散善其后巩固疗效。这种先补后攻、攻后再补的治疗思想，是从小儿脾常不足，易虚易实，易寒易热的特点出发，令后人叹服！

十二、痢疾

自古"利"与"泻"混用，类似的疾病首见于《黄帝内经》对"肠澼"的论述。如《素问·通评虚实论》曰："肠澼，下白沫何如？岐伯曰：脉沉则生，脉浮则死。帝曰：肠澼下脓血何如？岐伯曰：脉悬绝则死，滑大则生。"《素问·至真要大论》曰："岁少阳在泉，火淫所胜，民病注泄赤白，少腹痛溺赤，甚则便血。""厥阴之胜，少腹痛，注下赤白。"其中就有痢疾的典型临床表现：腹痛、赤白脓血便。关于痢疾的病因病机，《素问·太阴阳明论》曰："食饮不节，起居不时，则阴受之。阴受之则入五脏，入五脏则腹满闭塞，下为飧泄，久为肠澼。"至东汉时期，张仲景将泄泻、痢疾统称为"下利"。《金匮要略·呕吐哕下利病脉证治》曰："下利三部脉皆平，按之心下坚者，急下之，宜大承气汤。下利脉迟而滑者，实也，利未欲止，急下之，宜大承气汤。下利脉反滑者，当有所去，下乃愈，宜大承气汤。下利已差，至其年月日时复发者，以病不尽故也。当下之，宜大承气汤。下利谵语者，有燥屎也，小承气汤主之。下利便脓血者，桃花汤主之。热利下重者，白头翁汤主之。"从中可以看出，又出现了一个痢疾的主要症状，即"下重"，并给出了专门的方剂，即白头翁汤。宋·严用和《济生方·痢疾论治》正式启用"痢疾"之名，言"今之所谓痢疾，古所谓滞下是也"，沿用至今。《幼幼新书》中有关"痢疾"的内容，与泄泻多有重叠，共同收录至第二十八、二十九卷。

（一）痢疾分类

由于历史上未明确区分"泄泻"与"痢疾"，所以有关"痢疾"的证候分类，也很复杂。《诸病源候论》中，有赤白痢候、脓血痢候等21种证候。《千金要方》中，将痢疾分为冷、热、疳、蛊四种。这些分类形式，刘昉均未采纳。其有所参考的分类形式为"八痢"，分别引用了茅先生、《汉东王先生小儿形证方》《五关贯真珠囊》中的八分法。其中，茅先生将痢疾分为赤痢、白痢、伤积痢、惊积痢、脊沥痢（五花闭口痢）、药毒痢、锁口痢、调泄泻。《汉东王先生小儿形证方》分为热痢、冷痢、冷热相加痢、食痢、惊痢、脾痢、时痢、疳痢。《五关贯真珠囊》分为白脓痢、鱼脑痢、五色痢、血瘕痢、水泻痢、腹肚痢、瘕积痢、赤白痢。上述分类方法，多以临床表现和病机为依据。刘昉本人对于痢疾的分类方法，体现在本卷中的篇名：冷痢（白痢）、热痢（赤痢）、冷热痢（赤白痢）、白脓痢、血痢、脓血相杂痢（重下痢）、五色痢、休息痢、蛊痢，共九种类型。

1. 冷痢

《幼幼新书》中引录《诸病源候论》的小儿冷痢候，指出：小儿肠胃虚，或解脱遇冷，或饮食伤冷，冷气入于肠胃而痢，其色白，是为冷痢也。冷甚，则痢青也。还引用汉东王先生《家宝》泻痢病证并方：婴孩、小儿春伤于风，因衣暖解脱，为风冷所伤，藏在肌肉。至夏，因饮食、居处不调，又被风冷乘之，以入肠胃，先后重则下痢也。此病亦有歌诀收录其中：《石壁经》三十六种内白痢候歌：一泻时时要水浆，面珠流出汗生光（四十八候云：面上微红脸淡光）。腾腾眼慢常如睡（四十八候云：眼慢腾腾多燥渴），腹内几同被物伤。努咽大肠多发痛，不思饮食面萎黄。发焦眼碧凉浸耳，变色三朝定必亡（白痢变黑，四十八候云：变色三朝定脱肠）。此病以腹痛，面黄或青，或黑，下利色白为主。张涣谨认为，小儿脾胃不和，冷热搏结肠中，则变为痢疾。选药多以温性药为主，如附子、木香、艾叶、吴茱萸、桂心等。成方有：麝香丸、养藏汤、元黄散、附子丸、吴茱萸丸等，其中《太平圣惠方》以灸小儿脐下治疗小儿秋季后期冷痢不止，乃治痢的外用法。

2. 赤痢

赤痢，《诸病源候论》中述小儿热痢候：小儿本挟虚热而为风所乘，风热俱入于大肠而利，为热，是水谷利。而色黄者为热痢也。小儿有挟客热入于经络，而血得热则流散于大肠，肠虚则泄，故赤痢也。故知小儿热痢为风热结肠，赤痢是因热入经络，血热而妄行。亦有因热积引起，当先去其积，积去肠安。切不可用热药。多用栀子丸、子芩汤、栀子仁散、犀角散、瓜蒌根散、地榆散、白头翁散、熊胆散等，以凉血止血、清热解毒药为主。

3. 冷热痢

冷热痢，因小儿先有冷气在肠，后复为热气所伤，兼有肠胃素虚，而致下利黄白。《太平圣惠方》言小儿冷热痢：由乳食不节，肠胃虚弱，冷热之气入于肠间，变为痢也。然而赤白者，是热乘于血，血渗入肠内则赤也。

若冷气搏于肠，津液凝滞则白也。冷热相交，赤白相杂。重者状如浓涕，而血杂之；轻者白脓上有赤脉薄血，状如鱼脑，亦谓之鱼脑痢也。书中收录多首冷热痢歌诀，如：赤白因积形如玉，鼻头白色非常毒。下药冷热不根据方，致使大肠多结促。脸白眼胞如青线，若作常疾观不足。定请看医手足心，点点斑红如血衄。出自《小儿形证论》四十八候赤白痢歌。知小儿冷热痢多因饮食所伤，若见鼻头发白，脸白眼胞如青线，手足心有深红色出血点者，属病情严重，预后差，定要仔细诊治，可用宣连丸治疗。其他成方与上述几种痢疾亦有相似之处。另有赤龙丹、诃黎勒散、乌梅散等。外用有灸法：小儿痢下赤白，秋末脱肛，每厕腹痛不可忍者，灸第十二椎下节间，名接脊穴。

4. 白脓痢

本病历代医家记载较少。本病可因小儿肠寒或冷毒稽滞引发，症状多有消瘦、腹痛、下利脓白，多用青木香、黄连、诃子、附子。《葛氏肘后》有鸡子饼方疗小儿秋夏暴冷热，腹胀，乍寒乍热，白带下方。以鸡子一枚，胡粉一丸，碎，绢筛，合鸡子黄白共捣、研，调熬令熟，如常鸡子饼。儿年一岁，一食半饼，日再不过二饼即瘥。

5. 纯血痢

关于小儿纯血痢，《诸病源候论》认为小儿痢如膏血候，此是赤痢肠虚极，肠间脂与血俱下，故谓痢如膏血也。《太平圣惠方》曰：夫小儿血痢者，由热毒折于血，血入大肠故也。血随气循环经络，通行脏腑，常无停滞。若为毒热所乘，遇肠虚，血渗入于肠则成血痢也。纯血痢用方与赤痢相似，多用清热解毒凉血之品，而其用药更为寒凉，多用羚羊角、茜根、鳖甲等，方有龙骨饮子、鳖甲散、浓肠丹、没石子散等。

6. 脓血相杂痢

其病因与冷热痢相似，《诸病源候论》认为小儿赤白滞下，是因小儿体本挟热，忽为寒所折，气血不调，大肠虚者则冷热俱乘之。热搏血渗肠间，其痢则赤。冷搏肠津液凝，则痢白。冷热相交，血滞相杂，肠虚者泄，故为赤白滞下也。方如白头翁丸、乳母方、黄柏汤、结肠丸、吴蓝散、鸡屎矾丸。

7. 五色痢

汉东王先生《家宝》认为五色痢因小儿肠虚胃冷，或毒瓦斯蕴积。其大肠虚者则变血痢，其痢状血色，蕴瘀如鸡鸭肝，随痢下是也。宜服汤丸。《小儿形证论》四十八候五色痢歌记述了五色痢的五色之因。

五色之痢最多端，见此方知有五般。青色只因惊积聚，黄多食积在脾间。白色冷虚肠胃患，赤为积热最难安。鸡肝隐积多成片，黑血相和不易安。肤搐胸高兼露齿，脸红筋出每居前。急安脏腑和汤散，医者留心按古贤。五色痢用药较为特殊，多用轻粉（即水银粉），巴豆等峻猛药。其中，《吉氏家传》中治五色痢的至圣丸中，用鸡子白涂于黄柏之上，将黄柏炙熟后再涂，取鸡子白清热解毒之功，可谓是治疗痢疾的特殊用药。

8. 休息痢

本书未对休息痢进行具体描述，然《圣济总录》有言：论曰肠中宿挟痼滞，每遇饮食不节，停饮不消。即乍瘥乍发，故取名为休息痢，治疗当加之以治饮消削陈寒痼滞之剂则愈。可知饮食不节是其因，反复发作是其特点。治疗应以温中清肠，调气化滞为要。方有松焙饼子、玉命丹，前方亦可治血积块癖，经血闭塞，下利脓血。

9. 蛊痢

刘昉以临床表现分痢疾的类型，痢疾和泄泻有共同的临床表现：泻下。自古医家皆以为同一种疾病论治，随着医学理论和临床诊疗的发展，诸医家逐渐认识到二者的差异，其中最为明显的一个差异即：大便中是否有血，是否有脓。刘昉也以血与脓来区分痢疾的种类，脓多脓少、血多血少，在判断病性方面，刘昉持与当时医家相同的观点：以赤白辨寒热。如在冷痢篇名后注释"亦名白痢"，在热痢后注释"亦名赤痢"，至金元时期，始有不以赤白辨寒热的思潮，如刘完素提出"白痢为寒，赤痢为热……误也。"主张根据下利之色分五脏，青属肝、赤属心、白属肺、黄属脾，刘完素此观点并非首创，刘昉在本书中所列"五色痢"即是。《儒门事亲》也反对仅依据赤白分寒热，认为"赤者新积也，从心火；白者旧积也，从肺金。赤白痢不可曲分寒热，止可分新旧而治之。"在赤白寒热之外，刘昉列了最后一种证型：蛊痢，显得较为特殊。

蛊痢，顾名思义，蛊，乃腹中之虫。刘昉引《诸病源候论》曰："岁时寒暑不调，而有毒厉之气，小儿解脱，为其所伤，邪与血气相搏，入于肠胃，毒气蕴积，值大肠虚者，则变痢血。其痢状，血色蕴瘀如鸡鸭肝片，随痢下。此是毒气盛热，食于人脏，状如中蛊，故谓之蛊毒痢也。"本条医论有两点需要注意："毒厉之气"与"血色蕴瘀如鸡鸭肝片"。

毒疠之气：先秦至唐朝，对于疫病发病的认识以"非时之气"致疫说为主。此处"岁时寒暑不调，而有毒厉之气"，即强调"蛊痢"与其他痢疾有所不同，属于疫病范畴，具有一定的传染性。金代朱丹溪在《丹溪心法》中也阐明痢疾具有流行性、传染性。明代吴有性在《瘟疫论·序》中有"疫毒，非风、非寒、非暑、非湿，乃天地间别有一种异气。""此气之来，无论老少强弱，触之者即病。"

刘昉又引《石壁经》三十六种内脾毒痢候歌："脾间有毒号纯阳，本为医人热药伤。致使大肠多结涩，多饶滴血在枯肠。如风腹闭难开眼，身热头温脚转凉。舌赤胸高为此候，多啼喘急细消详。"这段医论有几处值得后学者留意："纯阳""热药伤""枯肠""舌赤""喘急"。众所周知在中医发展初期，《伤寒杂病论》的问世给后世医家无数的指引，并由此开始了数百年的主导，虽然张仲景从未以温热药治疗一切疾病，但后世医家多以为外感病邪以寒邪为主，直到金元以后，才开始把温热病从伤寒中独立出来，逐步形成了温病学派。金代刘完素首先提出："热病只能作热治，不能从寒医"，说明当时有很多热证，被当作"伤寒"来治疗。明代吴又可又明确提出了热病与伤寒不是同一类疾病的主张，并在《瘟疫论》里从致病因素、感邪途径、传变规律、病情演变等方面，论述了伤寒与瘟疫的区别。刘昉所引用的《石壁经》中的这些描写，恰好说明了刘昉当时已经意识到了"伤寒"之外，还有一类"纯阳"的疾病，易为医家以"热药伤"，其临床表现为"舌赤""喘急"以及津伤后的"枯肠"。

血色蕴瘀如鸡鸭肝片：在下痢的脓血粪便中，杂有像鸡肝的片状物出现，这和寄生于小肠而导致慢性腹泻的扁虫类姜片虫非常相似。所以《诸病源候论》中又有"状如中蛊"的描述。类似的描述，刘昉又引用了《小儿形证论》四十八候风毒痢歌："毒风豆汁添邪热，胃败鸡肝片片全。"和《婴孺》中张涣按语："有毒厉之气入于肠间，其痢状如鸡鸭肝片，随痢而下"。

无论是具有传染性的"瘟疫"还是感染寄生虫而至的下血，"蛊痢"均是较为特殊的一类，参考刘昉将其放在本卷的最后，且卷首为"八痢"，可知，刘昉倾向于将痢疾分为八类：冷痢（白痢）、热痢（赤痢）、冷热痢（赤白痢）、白脓痢、血痢、脓血相杂痢（重下痢）、五色痢、休息痢。

（二）痢疾的治疗

痢疾的治疗，至刘昉时期，有以下几个代表方：

1.白头翁汤（《金匮要略》）：白头翁、黄柏、黄连、秦皮。

2.桃花汤（《金匮要略》）：赤石脂、干姜、粳米。

3.白头翁汤（《千金要方·热痢》）：白头翁、厚朴、阿胶、黄连、秦皮、附子、黄柏、茯苓、芍药、干姜、当归、赤石脂、甘草、龙骨、大枣、粳米。

4.温脾汤（《千金要方·热痢》）：大黄、人参、甘草、干姜、附子。

5.大桃花汤（《千金要方·冷痢》）：赤石脂、干姜、当归、龙骨、牡蛎、附子、白术、甘草、芍药、人参。

6.附子汤（《千金要方·冷痢》）：龙骨、甘草、芍药、干姜、黄连、石榴皮、阿胶、附子、黄芩、粳米。

7.厚朴汤（《千金要方·冷痢》）：厚朴、干姜、阿胶、黄连、石榴皮、艾叶。

8.乌梅丸（《千金要方》）：乌梅、当归、桂心、黄连、吴茱萸、干姜、蜀椒。

9.檗皮汤（《肘后方》）：黄檗、栀子、黄连、阿胶。

10.崔氏马蔺子散（《外台秘要方·久赤白痢方》）：马蔺子、地榆根皮、厚朴、熟艾、赤石脂、龙骨、茯苓、当归。

11.香连丸（《和剂局方》）：黄连、木香。

12.不二丸（《太平惠民和剂局方》卷六）：巴豆、杏仁、黄蜡、砒霜、白胶香、黄丹、乳香、朱砂。

从这些方剂及其出处可以看出，汉朝治疗痢疾最初的常用药为白头翁、黄连、黄柏、赤石脂、干姜、粳米等，到了隋唐时期，孙思邈在此基础上增加了行气药（厚朴），活血药（芍药、当归），泻下药（大黄），收涩药（石榴皮、乌梅），至宋朝，又在此基础上增加了矿物类的药物。

《幼幼新书》治疗痢疾的药物基本体现了当时的治疗特点，可分为以下几类：①清热药：白头翁、地榆、黄连。②行气药：厚朴。③泻下药：巴豆、大黄。④温中药：附子、干姜。⑤收涩药：乌梅肉、乌贼骨。⑥矿物药：赤石脂、白矾、密陀僧、定粉、干漆、砒霜。这些药物的应用也体现了当时痢疾治法的发展。

在《伤寒杂病论》时期，认为冷热相搏是赤白痢的病机，故治疗多采用寒热并用的方法。这一时期白头翁汤、温脾汤、附子汤、乌梅丸即是代表方剂，方中多用人参扶弱补虚，用细辛、干姜、当归、附子、蜀椒等药物辛温散寒，而用黄连、黄柏苦寒清热，寒热并用以应对寒热错杂之证，特别是乌梅涩肠止泻，性平酸敛于寒热药之外，另有殊用，其治疗"久痢"功效一直为后世所重视。现代研究表明乌梅有抗过敏和脱敏作用，临床上用于多种变态反应性疾病，收效满意。在汉代张仲景的方剂中，已体现清泻与温涩两种治疗思路，如白头翁汤、厚朴汤、七味散、马蔺子散，均为通涩并施。其中，收敛固涩药中除温涩的赤石脂以外，增加了酸涩的乌梅、石榴皮，甘平而涩的龙骨。至刘昉生活的时期，宋朝经济政治中心南迁，此时医家对痢疾病机的认识，从寒热错杂开始向瘟疫、疫气转化，治疗痢疾，多采取清热解毒与通泻行气之法。所以在上述药物种类之外，别有几味药需要留意，知母、玉竹（葳蕤）、犀角、地骨皮，这些药物不论是历代本草典籍还是现代药理学研究，都未发现其治疗痢疾的功效与作用，但是却在《幼幼新书》痢疾治疗中多次出现，这充分反映了刘昉时期的医家已经意识到痢疾产生的原因与温热、疫毒之邪相关，并存在后期伤阴的症状，故而选用知母、玉竹等滋阴凉血之品。

十三、血疾淋痔

《幼幼新书·卷第三十》中，记录大小便异常共有十九门，包括小儿血证及二便异常，分别为吐血、嗽血、鼻衄、大小便血、大小便异常等。其特点为：病因病机论述较少，以临床方剂为主。究其原因，虽然血证及二便异常病因病机非常复杂，但儿科血证及二便异常有其自身特点：多外感，多实证。但从选录的文献来看，也可反映出刘昉诊治儿科血证淋痔的学术观点和临床经验。

（一）小儿血证

1. 吐血

刘昉收集了各家有关吐血的病因、病机、案例。《诸病源候论·卷四十七·小儿杂病诸候三·吐血候》中，阐明小儿吐血是因其内热亢盛，而素体阴血亏虚，阴血为热邪所迫而妄行于脉外；气逆于上，则血随气升，发为吐血。《小儿药证直诀》中指出，小儿吐血，虽是肺中有热，迫血而出，但久吐则阴血内耗，气虚身痿弱，当先下其痰涎，后以补肺健脾之法以扶之。治吐血，要掌握其先后顺序，当先清下痰涎再行补肺之功。不可颠倒，反致病情恶化。《婴童宝鉴》中，认为小儿吐血属荣卫二气不相合，不守于本位，则上逆而吐出。治疗也应以清解热邪为主。各家观点虽有不同，但吐血一病，大多与热邪亢盛有关。临床症状，以小儿吐血为主症，多伴有咳嗽，身热等症。而治疗上，吐血多采用清热凉血药。常用药为蒲黄、生地黄、犀角、黄连、大黄、栀子等。因小儿年幼，服药较为不便，多采用散剂冲服的服法。尤其注意小儿年岁不一，其体量、体质大有不同，必要依小儿大小加减药量，切不可随意给药。在《简要济众方》《太平圣惠方》中都有用生地汁调蒲黄散服下，以治疗小儿吐血的方剂。另有以茜根、大黄、黄芩、栀子等研成细末，以水煮开或竹茹汤调服饮下的方剂。

刘昉所选的治疗吐血的方剂，表明吐血的病因为热，病机为血随气上，在方剂的选择上简单，剂型符合临床实际的特点，用药多为清降之品。多为单味药或一两味药组成，如《千金要方》治疗吐血方，蛇蜕烧末，乳服之；蛇蜕烧末，油三分，酒一分，和之；又如《简要济众方》治小儿吐血不止，蒲黄细研，生地黄汁调下。

由于吐血多为急症，故而刘昉在选方方面特别注意选取剂型简单，易于服用的散剂。吐血共选取方剂19首，其中13首为散剂，2首为生药取汁，剂型轻巧，便于小儿服用，适用于急症；另外4首方剂，除《鸡峰备急方》（已佚，刘昉将其归入"近世方书"）中取白茅花一钱，水一盏煎服治疗吐血外，其余3首从主治看，均不为急症或不以吐血为主症。如《婴孺》治疗少小咳唾中有血，以款冬花等六味药研末，酒和纳鱼肚蒸熟取汁，剂型较为复杂，但原方中描述症状，亦不为急症。

从药物组成可以看出多以清热凉血为主，如蒲黄、生地、犀角、竹茹、黄芩等，伏龙肝用的频率也较高，盖因吐血病之本在脾胃故。19首方剂中有1首治小儿汁出如浆、衄血、吐血、小便出血，垂死者方，用药为：都梁香、桂心、人参等，可看出刘昉收集方剂全面，临床中各种情况都有考量。

2. 嗽血

本书中嗽血未有明确记载，仅给出治疗方药，其摘录《王氏手集》中的解肌丸治疗外感风邪，内携痰饮，寒热往来而热在于上焦所引起的嗽血，又有丸参丸，以阿胶为主药补血止血，治疗嗽血，可见嗽血一证虽未具体阐述，但治疗应具体辨证分析。嗽血较为简单，盖因《幼幼新书·卷第十六》中已详论咳嗽。

3. 鼻衄

《诸病源候论》认为，小儿经脉、血气中热有余，热迫血行易致鼻衄。平人，血随正常气机流动布散于经脉中循行，穿行于各个脏腑之间以荣养其身。阴阳冷热调和，精神乃治，气血循行必依照其正常轨迹，脉道中无壅滞堵塞，血则固守于脉中。而寒凝则气血结聚，固涩于脉中。热聚则血妄行流溢。故知无论寒热，都可使血不行常道，发为血症。而小儿阳常有余，阴常不足，体易偏热，热乘于血，血随气升而出血，谓之鼻衄。亦有"大衄"一证，因其人血虚而又受热邪。《千金要方》《婴童宝鉴》均从脉象、症状分析了鼻衄的病机。《惠济歌》更是以小儿鼻衄候歌，将小儿鼻衄发病以来的脉、症、因、病情演变、预后、具体治疗融会贯通：欲衄之候脉弦洪，鼻中干燥响如风。气冲积血停留肺，脏腑烦冤邪脉攻。数合出红尤可治，更加升斗命须终。明师若欲知调治，凉血清胸始有功。用药上，鼻衄特殊治疗方法便是吹鼻及以药塞鼻。《太平圣惠方》用炒桑耳制散，冷水调服内服，另取散以吹鼻。外用多用伏龙肝、血余炭。内服多以凉血止血，补血活血为主药，如阿胶、蒲黄、生地、刺蓟等，多是内服后，取药渣滓塞鼻。内外夹攻，鼻衄得愈。

鼻衄的病因病机刘昉选取了《诸病源候论》《千金翼方》《婴童宝鉴》和《普济方》的说法，总结来讲，与吐血大致相同，即有热、血随气发，溢于鼻，《千金翼方》更在素体有热的基础上指出，"能食者即衄"。

《幼幼新书》中收集治疗鼻衄方剂具有剂型方便、外用药与清降之品居多的特点。

所选方剂前 4 首均为外用方。《肘后备急方》云：桑耳熬令焦，捣筛，塞鼻。《仙人水鉴》云：葵花一字急吹之。《外台秘要》云：马矢棉塞鼻或烧发灰为末，吹鼻孔。刘昉在其后叙述烧发灰之法在《证类本草》《太平圣惠方》《婴孺方》中均有，并评价甚妙。"甚妙"二字，即可说明刘昉临床用药非常注意剂型的选择，力求简便有效。《鸡峰普济方》有两方，亦为外用，分别为石榴花末吹鼻、龙骨末吹鼻，刘昉把这两首方剂放在鼻衄方靠后的位置，推测原因，应为不方便使用。与治疗吐血相似，鼻衄方剂的药物组成也多以清热凉血为主，如蒲黄、生地、犀角、竹茹、黄芩等。

综上所述，对于小儿血疾的治疗，大多以清热凉血止血药为主。书中收录了大量方剂，其中，治疗衄血的以药塞鼻及吹鼻法较为特殊，是中药外用法的体现，内服外用，内外交攻，古人早在现代医学之前就有了这样的意识。

（二）大小便异常

1. 大便血

《幼幼新书·卷第三十·大便血第四》中对于治疗小儿便血辩证详细。以是否腹痛，小儿面色，下利是否有鲜血为鉴别点。刘昉已意识到便血与痔疮有所不同，但并未将大便血与痔疾和痢疾完全区分开来。

在论述小儿便血病因病机时，引用《太平圣惠方》所云："夫小儿大便血者，为心主于血脉，心脏有热，热乘于血，血性得热……其血流渗于大肠者，故令大便血出也。"又引《仙人水鉴》中"胎肠风"的概念，其云："小孩子遗血，呼为胎肠风……每因上厕犯之，至三岁以上，解行后有少鲜血……胎肠风最恶，日久杀孩儿。"

对于便血与痢疾，从刘昉所引文献来看，似未完全区分，如引《孔氏家传》所云："小儿大肠有血，上后有血如痢疾相似"。又如引《太平圣惠方》所云："小儿肠虚，受热下利，鲜血或便赤汁，腹痛后重，昼夜不止，便数频多。"

对于便血与痔疮，《朱氏家传》中有："小儿热气攻大肠，其病泻血，脏腑疼痛，渐如茶色难治。此病是伤寒出汗不尽，或因疮子出不足，令热气行于大肠，所以泻血。"既是对便血与痔疮特点的区分。

从刘昉所选方剂来看，寒热虚实皆有涉及，说明在临床中，大便血的情况较为复杂。

2. 小便血

尿血与血淋的区分，应始于巢元方，在《诸病源候论》中，巢氏首次将血淋与尿血区分为"血淋候"与"小便血候"，《血淋候》云："血淋者，是热淋之甚者，则尿血，谓之血淋。"而在《小便血候》中则云："若心家有热，结于小肠，故小便血也。"巢氏更将妇人淋与小儿淋分论，在《小儿诸淋》中云："小儿诸淋者，肾与膀胱热也……其状：小便出少起数，小腹急痛引脐……"不单明确记载血淋与尿血在症状方面的主要区别，也描述了病位的差异：小便血病位主要为心与小肠，而血淋则主要为淋之甚，即病位在肾与膀胱。

刘昉小便血一篇中，开篇即引《诸病源候论》，说明其病机："血性得寒则凝涩，得热则流散。而心主于血，小儿心脏有热，承于血，血渗于小肠，故尿血也。"篇末又引《吉氏家传》所云："此病小儿是心脏积热，并脾脏、肝脏积热。如大人脾脏受病传肾，有三阴三阳之脉，小儿八岁以下只有三阳之脉，无三阴脉。所以心、脾、肝三脏受病，不传肾脏传小肠，小肠风热之极，所以尿血。"说明刘昉对于巢元方关于"小便血"的病因病机病理，都是极为赞同的，这与后世"淋证""尿血"理论也基本相同。

《幼幼新书》中刘昉所收集的治疗小便血方药味精简，16首方剂中药味最多的方剂所含药物为5味，且单方少用苦药，针对儿科的特点，多用性味甘平、甘寒药，易于小儿服用，慎用苦寒败胃，亦记载了《千金要方》中的灸法治疗尿血：灸第七椎两旁各五寸，随年壮。此为治疗小儿血疾的特殊外用法之一。由于刘昉所集小便血方剂药味精简，极具临床指导意义，故而笔者在此结合历代本草典籍，对小便血方剂做一些阐释。

治疗小便血方剂中出现次数最多的药物为"甘草"，甘草在这些方剂当中并不是单纯的调和诸药的作用，而是因其性味甘平，生用微寒。陶弘景盛赞"此草最为众药之主"，然后世多忽视其"生则泻火"，又有解毒之功。金代张元素《医学启源》云"心实则甘草泻之"。更是将甘草作为泻心经实证药。《幼幼新书》认为小儿尿血的病机在于"心家有热，结于小肠"，故有甘草之用。蜀升麻方单用一味升麻，后世多认为升麻的功效在于发热透表，清热解毒，升举阳气，临床一般用于中气下陷证，取其升举阳气之功，而宋以前用升麻则更注重升麻发热透表，清热解毒的功效，如升麻葛根汤中升麻为君药以清热解毒，解肌透疹。宋代《证类本草》引

《药性论》云："蜀升……除心肺风毒热，壅闭不通"。从小便血"心家有热，结于小肠"的角度，升麻除心肺风毒热壅，解上源之风热毒以清在下之尿血。

单方中另一方剂单用一味蒲黄，蒲黄味甘，平，无毒。《新修本草》《证类本草》皆云"主心腹膀胱寒热，利小便，止血，消瘀血……甚疗血，《仙经》亦用此"。《证类本草》认为蒲黄口味甚佳，易为患者接受，"将蒲黄水调为膏，擘为块，人多食之，以解心脏虚热。小儿尤嗜"。对于服药不便，心经虚热的尿血小儿，方便服用的蒲黄另开一条途径。对于蒲黄之弊，《新修本草》引《本草衍义》之文总结为"令人自利，不益极虚人"。生地黄汁方，以生地黄汁暖服。考《证类本草》云："生地黄大寒。主……瘀血，留血，衄鼻，吐血，皆捣饮之。久服轻身不老。"古方用生地黄治血证，多捣汁入药，然其性大寒，故《食医心镜》煮白粥临熟入地黄汁以安胃气。《幼幼新书》此方以生地黄汁暖服，亦欲防其性寒伤胃。

《幼幼新书》所载治小儿尿血方复方药味少，相须为用增疗效配伍精妙。其中2味药及3味药配伍的方剂7首。配伍目的一为增强疗效，一为减轻副作用，或增强疗效的同时减轻副作用。如2味药配伍中，苦楝子配郁金是气分药与血分药配伍以增强疗效的典范。《新修本草》云苦楝子"味苦，寒，有小毒……利小便水道"，郁金"味辛、苦，寒，无毒。主血积，下气，生肌，止血，破恶血，血淋，尿血，金疮"。后世以苦楝子归肝、小肠、膀胱经、除湿热、清肝火、疏肝行气。肝主疏泄，主藏血，故用苦楝子则肝火得清，肝气得疏，肝血得藏，不致妄行。郁金归肝心肺经，凉血破瘀止血，二者配伍，则血气调和，止血而不停瘀血。生干地黄配黄芩亦体现着增强疗效为目的的配伍原则。方中黄芩"主诸热，利小肠"，生干地黄主"下血，破恶血，溺血，利大小肠，"两药配伍能够清热利小肠以凉血止血。小肠热得清，则血守其位，不致"溢于胞，为尿血"。

由于治疗小儿尿血多用寒凉药，而寒凉药易伤脾胃，故为防止用药对脾胃产生副作用，《幼幼新书》在配伍时常伍以甘缓药。车前草汁配砂糖，即是清凉止血与甘缓补中的配伍。《证类本草》认为车前草"叶及根味甘，寒。主金疮，止血，鼻衄，血瘕，下血，小便赤，其叶主泄精病，治尿血……利小便"。《幼幼新书》此方以车前叶捣，绞取汁，配砂糖和匀服，方中砂糖味甘，缓车前叶汁走泄之急，且调和药味，利于患儿服用。牛蒡根配生蜜，亦是此理。

在小儿尿血的发病过程中，往往会出现比较复杂的情况，如尿血兼有水肿、小便不利等。故针对复杂病情，《幼幼新书》选载了一些照顾周详的处方。如榆白皮、生干地黄配炙甘草方，榆白皮《证类本草》又名榆皮，云"味甘，平，无毒……性至滑利，主大小便不通，利水道，除邪气，肠胃邪热气，消肿。利水道，除肠胃邪热气，消肿。"《药性论》云"榆白皮，滑。能主利五淋，治不眠"，有利水、通淋、消肿之功。小儿肾炎之尿血多伴水肿，榆白皮与生干地黄配伍，以凉血止血，兼利水消肿。且榆白皮性味甘平，可做食疗，《证类本草》云"高昌人多捣白皮为末，和菜菹食之，甚美"，"杂米作粥食，小便利"。而此方又配伍甘草缓中，兼其滑利之性，且口味不苦，尤宜小儿服用。又如牡蛎、车前子、川朴硝配甘草；葵子、车前叶、川朴硝配甘草。两方皆用车前清热利小便、川朴硝除胃肠中热结、炙甘草缓和诸药；但牡蛎、葵子两药之差别使两方立方之意大异。牡蛎一药，《证类本草》认为"味咸，平、微寒，无毒……除老血，涩大小肠，止大小便……得甘草良"。方中牡蛎与甘草同用能收涩止血；配伍性能清利之车前、川朴硝，则一利一涩，使利不伤正，涩不留邪，为清利之方中的平剂。葵子则性滑通利，配伍性能清利之车前、川朴硝，则重在通利小便，为清利之方中的重剂。使用时须量病情轻重酌情选用。

《幼幼新书·卷第三十·小便血第五》在方剂的选择方面，均为清泻止血之剂，方药以黄芩、栀子、车前子、苦楝子、生地、蒲黄为主，也充分体现了刘昉对于"小便血"病机的认识："小儿心脏有热，乘于血，血渗于小肠，故尿血也"。对小儿尿血的治疗多从心移热于小肠而致血热妄行立论，用药除止血药外，亦多选清心、清小肠药物。如入心经清热的生地黄、黄连，入小肠经清热的苦楝子、葵子、朴硝被多次选用，体现了《幼幼新书》重视通过清心与小肠热，治疗小儿血尿的学术特点。《幼幼新书》的用药不仅局限于心与小肠，指出"此病小儿是心脏积热，并脾脏、肝脏积热"，并推之兼清其他脏腑。如《幼幼新书》所引治疗小便血的第四方，出自《太平圣惠方》，方药组成为紫苑、炙甘草、黄连、豆豉。《药品化义》指出紫苑"用入肝经，凡劳热不足，肝之表病也；蓄热结气，肝之里病也；吐血衄血，肝之逆上也；便血溺血，肝之妄下也；无不奏效。因其体润，善能滋肾，盖肾主二便，以此润大便燥结，利小便短赤，开发阴阳，宣通壅滞，大有神功"。《鸡峰普济方》中紫苑丸，即以紫苑配茜根治多种出血。《幼幼新书》此方以清肝止血、消痰止咳之紫苑，配清心泻热之黄连，心肝肺同治，更以甘草调和黄连之苦、紫苑之温，清热之余顾护脾胃，加豆豉轻疏外感之邪，用于心、肝、肺热兼有外感之小儿尿血更加有针对性。临床常见紫癜性肾炎患儿因外感致使血尿复发者，常有咳嗽、咯痰症状，此种脏腑用药的特点为临床用药提供了新的思路。

3.小便不通

小便不通，又称癃、闭、癃闭、小便闭等，始载于《黄帝内经》。对应现代医学为少尿或无尿，古代文献中存在"癃"与"淋"混用的情况。宋·戴桐《六书故》曰："癃、淋，实一声也。人病小便不通者，今谓之淋，古作癃。"此即"癃"与"淋"混用。《诸病源候论》中，虽已将"小便不通"与"诸淋"单列，但是二者病位、病因等均相同。如《小便不通利候》曰："小便不通利者，肾与膀胱热故也。此二经为表里，俱主水。水行于小肠，入胞为小便，热气在其脏腑，水气则涩，故小便不通利也。"而《诸淋候》曰："小儿诸淋者，肾与膀胱热也。膀胱与肾为表里，俱主水。水入小肠，下于胞，行于阴，为小便也。肾气下通于阴。阴，水液之道路；膀胱，津液之府。膀胱热，津液内溢，而流于泽，水道不通；水不上不下，停积于胞；肾气不通于阴，肾热，其气则涩，故令水道不利，小便淋沥，故谓为淋。"二者并无明显的区别点。又如《太平圣惠方》中所记载的相关方剂，亦将小便不通、淋沥涩痛等症状合并为一个病。如《治热病小便不通诸方》中，"木通散方""当归散方""冬葵子散方"等，其主治皆以"热""小便不通""疼痛"为主要症状。

刘昉在《幼幼新书》中，将"小便不通"与"小便淋沥"分篇论述，似已有意区分两者之不同。在"小便不通"的医理论述中，刘昉引用《诸病源候论》中"肾与膀胱热"之论。但在方剂的选择中，共38首方剂，其中仅有3首方剂明言治"尿涩及痛""小便赤涩或不通"，8首方剂治疗有"脐腹烦闷""小腹急闷""脐腹坚满"等腹部不适症状，其余均为"小便不通"或"脐腹急痛"等症状。可见刘昉已初步将"癃闭"与"淋证"区分开来，这对后世医家有所启示。

在治疗小便不通方面，刘昉所用剂型多样，以散剂为主，并选用了很多外用方剂，如坐浴、熨脐腹、穴位贴敷、药泥贴脐等，这非常有利于应用于临床。因小儿小便不通，若使用汤剂，则加重其排尿负担，故给药方式非常关键。

4. 淋证

早期文献中，有"淋证"与"癃闭"混用的情况。在《五十二病方》中，有最早关于淋证的分类："血癃""石癃""膏癃""女子癃"。姚僧垣在《集验方》中，提出"五淋者，石淋、气淋、膏淋、劳淋、热淋也"。《诸病源候论》和《千金要方》中，始出现对小儿淋证的专门论述，其将女子淋、男子淋分开，并在小儿淋证下分述"石淋""气淋""血淋"等。

《诸病源候论》《外台秘要》《千金要方》均以"诸淋候"为首，概括论述"诸淋"病因病机，再以石、气、膏、劳、热、血、寒淋分篇论述，详细论述各淋证的病因病机与症状表现。《幼幼新书》中，有关"淋证"的论述也沿用此法，以"小便淋沥"为首，后分述"石淋""气淋""热淋""血淋""寒淋"。在论述"小便淋沥"的病机中，刘昉引用了《诸病源候论》的论述："小儿诸淋者，肾与膀胱热也。膀胱与肾为表里，俱主水。水入小肠下于胞，行于阴，为小便也。肾气下通于阴。阴，水液之道路。膀胱，津液之腑。膀胱热，津液内溢而流于泽，水道不通，水不上不下，停积于胞，肾气不通于阴。肾热，其气则涩，故令水道不利。小便淋沥，故谓为淋。其状：小便出少起数（即小便次数增多、量少），小腹急痛引脐是也。"其引《茅先生方》所云："小儿生下有诸般淋沥。砂石淋所出砂石，此肾中有客热。冷淋，遗下白色，时时滴沥，此下焦极冷。热淋，涩痛不出，此肾中有客风。血淋如血，此五脏甚热，热极之候……如见面黑色，肚膨胀，不进食，恶叫唇缩，死候不治。"在症状方面，刘昉所引文献基本均提到"小便涩""茎中痛"等要点。

在治疗方面，刘昉一方面秉承一贯的选方原则：药方轻巧、便于服用、避免苦味药物，另一方面又兼顾各种淋证的特点，保证临床疗效。

（三）病案

案例：钱乙论补下不同

段斋郎子四岁，病嗽，身热，吐痰数日而咯血。医以桔梗汤及防己丸治之不愈，其涎上攻，吐喘不止；请钱氏，下褊银丸一大服，方见痰涎门中；复以补肺散、补脾散治之，方见胃气不和门中。今段氏咯血肺虚，何以下之？曰：肺虽咯血，有热故也。久即虚痿，今涎上潮而吐，当下其涎；若使不吐涎为甚便也。盖吐涎能虚，又生惊也。痰实上攻，亦使发搐，故

依法只宜先下痰，后补脾肺，必涎止而吐愈。若先补其肺为逆，先下其痰
为顺，先下后补为良也。

——《幼幼新书·卷第三十·吐血第一》

按语：此案患儿因肺有热痰而吐痰咯血，痰热实邪化火上攻，导致小
儿急惊风抽搐，钱乙先用褊银丸下其涎，以防痰涎不除；久成肺痿，又易
生惊发搐；后用补益肺脾之剂，而使涎止而吐愈，病除而正复。若先补其
虚，则痰涎更盛，病难控制，是为不妥。

十四、虫证

寄生虫感染，自古即为儿科常见多发病。但由于生产力水平的限制，
古人只能凭肉眼观察。《诸病源候论·卷之十八·九虫病诸候》曰："九虫
者，一曰伏虫，长四分；二曰蛔虫，长一尺；三曰白虫，长一寸；四曰肉
虫，状如烂杏；五曰肺虫，状如蚕；六曰胃虫，状如虾蟆；七曰弱虫，状
如瓜瓣；八曰赤虫，状如生肉；九曰蛲虫，至细微，形如菜虫。"此外，
《千金要方·卷十八》《外台秘要·卷二十六》《圣济总录·卷九十九》均载
有九虫、三虫之说。但就其描述虫的形态特征等，仅蛔虫、寸白虫、蛲虫
较为确切。刘昉以严谨的学术态度，在《幼幼新书》中总结了此三虫的特
点及治疗方法。

（一）蛔虫

刘昉引用《诸病源候论》，论述了蛔虫的形态、病因、症状、脉象、治
则、用药。蛔虫的形态："长一尺，亦有长五、六寸者"；蛔虫证的病因：
"或因脏腑虚弱而动，或因食甘肥而动"；蛔虫发病的症状："其动则腹中痛，
发作肿聚，行来上下，痛有休止。亦攻心痛，口喜吐涎及清水，贯伤心者
则死"；蛔虫证的脉象："诊其脉，腹中痛，其脉法当沉若弦，今反脉洪而

大，则是蛔也。"治疗原则上，刘昉强调当先"调气血，去积毒，生肌肉，次去其虫，定痛，行经脉，安五脏。"在用药方面，刘昉除了秉承传统杀虫药之使君子、槟榔、鹤虱等，还保留了杏仁散、胡粉丸、芜荑仁散等20首方剂。

（二）蛲虫

蛲虫活动于患儿肛门附近，"形甚细小，如今之虫状"。致病有其自身特点，"亦因脏腑虚弱而致发，甚者则成痔瘘疥也"。在治疗上，刘昉根据临床特点，首选《太平圣惠方》中的外用药：槐实末、苦楝实末，与外用方剂大枣膏。

（三）寸白虫

寸白虫外形："长一寸而色白，形小扁。"对于寸白虫病因，刘昉提出以下几种：因脏腑虚弱，或饮白酒而能发动；或因以桑株枝贯串牛肉炙，并食生粟所作；或因食生鱼后即食乳酪。说明已认识到寸白虫（绦虫）的发病与食用生肉有密切的关系。

（四）病案

案例：钱乙论虫痛诀死

辛氏女，年五岁，病虫痛。诸医以巴漆、硇砂之属治之不效。至五日外多哭而俯仰，睡卧不安，自按心腹，时大叫。面无正色，或青、或黄、或白、或黑，目无光而慢，唇白吐沫。至六日，胸高而卧转不安。钱详视之，用芜荑散三服，见目不除青色。大惊曰：此病大困，若更加泻则为逆。至次日，辛见钱曰：夜来三更果泻，钱于泻盆中看如药汁，以杖搅之，见有药丸。钱曰：此子肌厚当气实，今证反虚，不可治也。何以然？师曰：脾虚胃冷则虫动，今反目青，此肝乘脾。又更加泻，知其气极虚也，而丸药随粪下，即脾胃已脱，兼形病不相应，故知死病。后五日昏笃，七日而死。

——《幼幼新书·卷第三十一·虫动第一》

按语：患儿临床表现提示证已险笃，又加毒药攻下，虫未驱而脾胃之气败绝。此时形肉虽未脱，但败证已难挽回，形病不相应，故知死病。如《小儿药证直诀笺正》云："此是猛药大攻之坏症。而仲阳不归咎于前医，忠厚待人，于此可见。"

十五、刘氏家传经验

《幼幼新书》中绝大多数的医论与方剂都来源于其他医家，虽从这些所辑录之条文中也可了解刘昉的学术思想与临床经验，但终不如直接分析刘昉与其父合著的记录他们自己平日所积累的经验方《刘氏家传方》。然此书虽已亡佚，但部分内容被收录入《幼幼新书》，可从中窥得刘昉之学术思想与临证经验。

《刘氏家传方》在体例上仿《太平惠民和剂局方》，先方名、主治，次则药味组成、剂量、炮制要求，再次制法、用法，所论各项均比较详明，特别是炮制要求极为严格。如"半夏汤浸，煮洗七遍，焙"；"桃仁汤浸两遍，去皮尖，麸炒干"；"全蝎整个，薄荷叶包，线系，竹夹炙焦，候薄荷焦去之"；"天南星一个，七、八钱重，去心；将缩砂仁十个装入天南星内，面裹煨熟，面焦黄为度，去面不用"等。在内容上，《刘氏家传方》中有的方剂是利用常见成方加减发展而来。如消毒犀角饮子，系由《南阳活人书》鼠粘子汤变化而来，而治疗范围包括：内蕴邪热，咽膈不利，痰涎壅嗽，眼赤脸肿，腮项结核，痈肿毒聚，遍身风疹，瘴毒赤瘰，及疮疹已出、未出、不透等，比原书有所扩大；镇心丸，治惊风热积，惊泻，痰涎壅嗽，是由《太平圣惠方》朱砂丸去腻粉，加全蝎、龙脑而成，后世亦有沿用。

《刘氏家传方》中内容多具有岭南地区的特点，其中所收以惊疾（包括惊风、惊病、五痫、胎风）之方为最多；诸种疳病方次之；蒸忤啼哭、吐哕霍乱、诸寒羸瘦、胃气不和之方又次之。在传染热病方面，则斑疹麻痘方居首，而伤寒、疟疾之方甚少。这在一定程度上，反映了岭南地区，特别是潮州宋代儿科之病证谱。在疳病方面，不少方剂重视用驱杀肠道寄生虫药，也反映了岭南当时肠虫病之多发。在地方病方面，刘氏以昆布散（主药为昆布、海藻）治疗风土瘿气，并同时服用猪靥，反映了岭南地区当时有地方性甲状腺肿之流行。在药物方面，刘昉也常用南方地区草药，如治风痫、惊风，用芭蕉自然汁一味，法为"时呷两口，甚者服五升"，和以青州白丸子合阴阳硫黄治惊痫，芭蕉、硫黄均为南方常见药物。其他方中，还应用岭南多产的鬼箭羽、草豆蔻，以及当得草、沙苋等。又如治疗小儿吐泻后生风、慢脾风，久泻的"胃虚饼子"方，药用丁香、藿香、木香、韶粉、大附子，以姜汁作饼，芡实煮水送服，方中"韶粉"即铅粉，因古代主产于岭南的韶关而名。

《刘氏家传方》中还有系列用方之法，即指出一方用后应续服何方。如小儿躯啼，先服一方，续服魏香散，再服开胃丸；小儿急惊，先服一星散，续服和气药；疳热早服使君子丸，晚服金瓜丸，"永无疾，消食，长肌肉"。另有类似《太平惠民和剂局方》的饮药法，常在主方之后配以简单小方，饮药时用。推求其意，可能是作为药引，或在某一方面加强主方作用。此种小方，有时只一味，有时两味，有时三味，如：金银汤、薄荷汤、金银薄荷汤、钩藤汤、荆芥汤、荆芥薄荷汤、薄荷汤、薄荷自然汁、金箔汤、银汤、麝香汤、紫苏木瓜煎、紫苏米饮、枣汤、蜜汤、乌梅甘草艾叶汤等。如"治惊和气止泻痢"方，由白术、甘草和全蝎组成，如未泻用金银花、薄荷煎汤送，止泻则用米饮下，随证而施。对于乳儿有特殊剂型用药，如"注唇膏"，将药散和蜜涂在儿口唇或乳母乳头上。外用法则有多样，有熏法、熏洗法、浴法、摩法、涂药法、敷药法、贴敷法、掺药法、穴位敷药法等。

《刘氏家传方》中，还很注重方药治疗效验和病人的反应。如保生丹治

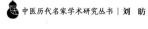

小儿急慢惊风，称"其效如神"，可"兼治男妇一切疾"；定命散，"服药后吐涎，暖处睡，盖卧，汗出良久，泻一两次差"；睡惊丸，其用法："或膈上有涎即吐，腹中有积即泻出，如虾蟆青苔之类……不须三服，必如小儿有疾即灌，良久便睡。如睡惊常用，一丸分两服，小儿则间日可服半丸，极妙。"这些观察非常细致。

刘氏对小儿急惊的治疗，在镇惊息风、坠痰清热之外，还重视用活血化瘀治惊之法，这是宋代儿科以至内科领域治疗方法的一种创新。例如，刘氏朱砂膏，药用桃仁、红花、朱砂、乳香、麝香，治小儿急慢惊风，大人风狂躁热、风痫、伤寒中风、舌强风涎，是较早运用活血化瘀法治疗小儿急慢惊风和大人风狂、风痫、中风舌强的方剂。儿科惊风方多朱砂、麝香并用。《太平惠民和剂局方》治惊风诸痫润体丸，始朱、麝、乳香并用；其后《傅氏活婴方》治急惊红绵散，始朱、麝、红花、苏木并用。至清·王清任《医林改错》提出"抽风不是风"，并创立了血府逐瘀汤、补阳还五汤等活血化瘀著名方剂。现代中医临床，常用活血化瘀方药，同安神定志药、芳香开窍药配伍，治疗精神情志病证。

刘氏治病除了重视活血化瘀外，还重视顾护脾胃正气，使祛邪而不致伤正，邪去则和中气。例如，刘氏一星散，药用南星、全蝎、朱砂、川乌尖，治小儿急惊，是以《太平圣惠方》治急惊搐搦的圣红散加川乌尖而成。刘氏称服药后"见吐为验，若胃脘无涎，只见汗出为验。后用熟水洗奶与吃，后吃和气药"，即以木香、人参、丁香、炙甘草，用饭饮调下。说明刘氏曾用有效，并能观察服药后反应，注意护理，重视汗吐后调和胃气。其后，《仁斋直指小儿附疑方论》又将此方去朱砂，加僵蚕，名四圣散，以治慢惊搐搦，药后亦用生气散，即刘氏和气药加白术、青皮，说明刘氏的方子对当时儿科学有一定影响。现代儿科成药镇惊化痰丸中，就含有南星、朱砂、川乌三味药，亦说明其有一定的现实意义。

刘昉

学术影响

《幼幼新书》集宋以前儿科医学之大成，保存了许多极有价值的儿科文献资料，搜集了为数众多的民间儿科验方，内容详尽，取材广博，是当时世界上内容最完备的儿科专著，成为当时以及后人重要的中医儿科参考资料。从《幼幼新书》可以看出，刘昉既有较为广博的医学素养，又有十分丰富的临证经验；既善于发扬前人经验和成方疗效，又善于加减成方和创组新方；既重视搜集民间验方，又重视病情观察护理。其方亦广为后世方书所引用。《幼幼新书》问世八百余年，刊本虽不多，但对后世有相当的影响。

一、历代评价

刘昉的《幼幼新书》总结了宋以前儿科学术的成就，而且保存了大量宋以前的古代医籍，对后世中医儿科学的发展产生了深远的影响，是继钱乙《小儿药证直诀》之后的又一部儿科巨著。该书刊行后，即被同时期的《三因极一病证方论》列为"太医习业"书目，明代的《慎疾刍言》将其列为"宗传"书目，后被诸多医家推崇。历代医学著作多有援引该书者，如朱橚的《普济方》标明引自《幼幼新书》的，计有医论2条、方267首；未标明出处但实际内容与《幼幼新书》一致的，又有医论数十条，方数百首。此外，还有元代的《活幼口议》，明代的《本草纲目》《幼科证治准绳》等，以及《永乐大典》都收入有《幼幼新书》内容。因宋刊本《幼幼新书》付梓后，传世稀少；明万历十四年（1586）陈履端虽将其重刻，但传世亦稀；直至1981年中医古籍出版社据中医研究院所藏陈刻本出版影印本，1987年人民卫生出版社出版马继兴研究员等据拍摄的日本宫内厅所藏明代影印抄本的点校本，才使800多年来濒临失传的珍贵史料，再次彰显于世。

马继兴研究员曾高度评价该书"是一部具有较高学术价值与影响的儿科著作。收罗资料全面精要，可谓广集前代儿科学之大成。这样的儿科巨著，在中医儿科史上是非常罕见的"。郭振球教授主编的《中医儿科学》评价："南宋刘昉的《幼幼新书》40卷，包括病源形色、禀受诸病、惊风急慢、斑疹麻痘以及眼目鼻口唇喉齿诸条，对痈疽、外伤尤为重视，是现存的宋代儿科学巨著。"江育仁教授主编的《中医儿科学》评价："南宋初，刘昉等编著的《幼幼新书》40卷，整理汇集宋以前各种有关儿科学术的成就，并有己见，内容详尽，取材广博，是当时世界上内容最完备的儿科学专书。"裘沛然教授主编的《中医历代各家学说》，将刘昉列为"历代主要医家"。

然而，《幼幼新书》自刊行以来，并非皆是溢美之词。如元·曾世荣在《活幼口议》中曾评论说："……排列名方，似涉繁碎，犹如元帅要退伏兵，欲以一箭败阵，乃定太平，彼时求选一夫善射，急于百万军众皆张弧矢，以待比较优劣，临机对垒就敌之势，不可得而用之奇正，退其潜伏，犹豫再三，乃非良将者耶！临时检阅，审较可否，考其效验，正由渴而掘井，斗而铸兵，不亦晚乎。"意指刘昉所编撰之《幼幼新书》收录的医论方药太过繁琐，不适宜临床救急。笔者认为，这恰恰说明了《幼幼新书》的价值。此书为宋代幼科集大成之作，有传世之功，确实与得一二方即可行天下疗疾之书有本质差异。若以行兵打仗作比，临阵之时需一箭败阵，而练兵之时就只练一箭便可吗？自古于医学中有建树之人，莫不厚积而薄发，岂有得一方而行天下之人？《幼幼新书》实乃幼科综合类著作的开山之作。

二、后世发挥

《幼幼新书》于南宋绍兴二十年（1150）刊行之后，对后世产生了巨大影响。此书在宋代即被广泛引入陈言的《三因极一病证方论》、郑端友的《全婴方》、闻人规的《痘疹论》、何大任校刊的《小儿卫生总微论方》、杨士瀛的《仁斋直指小儿方论》等书，成为后世儿科学指纹诊法的基础，至今仍应用于临床。《三因极一病证方论》还将《幼幼新书》列为"太医习业"书目，宋代张杲《医说》亦将此书载入"太医习业"。《刘氏家传方》中的睡惊丸、四倍散、犀角消毒饮子3方，也被收入《和剂局方》中的"绍兴续添方""吴直阁增诸家名方"。可见该书对宋代儿科学的发展有较大的影响。

《小儿卫生总微论方》亦是现存的宋代儿科名著。此书于南宋嘉定九年（1216年）刊于太医局，校刊者何大任自序称其"家藏甚久，今六十余载矣，不知作者为谁"。该书20卷，载论100篇382条，方2150首。核查其书所收入的内容，见于《幼幼新书》的有论269条，占70.4%；方1370首，占63.7%。说明它援引《幼幼新书》内容较多。见于《证类本草》的有方186首，占8.7%。另外，还有见于《小儿保生要方》《三因极一病证方论》《全婴方》《是斋百一选方》等，说明该书是从《幼幼新书》增订而成的。由此可见《幼幼新书》在医史文献上的参考价值。

在元代，《幼幼新书》仍见存，并广被援引入朱震亨的《丹溪心法》、曾世荣的《活幼口议》《活幼心书》、李仲南的《永类钤方》、危亦林的《世医得效方》等书中。其中，《活幼口议》对传世的《小儿药证直诀》《卫生家宝》《小儿医方妙选》《幼幼新书》4部宋代儿科名著分别做了评议，说明《幼幼新书》对元代儿科学亦有较大的影响。

明清是古代儿科学的发展时期。明初援引《幼幼新书》内容最多的是朱橚的《普济方》。该书是刊于明永乐四年（1406）的大型方书，全书426卷（《四库全书》本），载论1960篇，分类2175门，收方61739首；博采明以前的医学著作内容，而且其中有许多是佚书，因而成为医学研究和临床参考的重要文献。成书于明永乐六年（1408）的大型类书《永乐大典》，全帙辑入了《幼幼新书》，尽管仅为残本，但因其所辑者为宋刊本，故仍是校勘《幼幼新书》明人影宋抄本脱误的重要参考文献。明初，《幼幼新书》辑入《永乐大典》之后，直至万历十四年（1586）陈履端重刻本问世之前，宋本"世唯存二"，其余仅有残本、零本、明人影宋抄本传世。但该书仍广被援引入刘纯的《玉机微义》、寇平的《全幼心鉴》、方贤的《奇效良方》、王变的《幼科类萃》、鲁伯嗣的《婴童百问》、万全的《痘疹心法》、薛铠、薛己的《保婴撮要》、徐春甫的《古今医统大全》、孙一奎的《痘疹心印》、李时珍的《本草纲目》、王肯堂的《幼科证治准绳》、王大纶的《婴童类萃》。上述情况，也说明《幼幼新书》对明代儿科学的发展有很大的影响。

《幼科准绳》共9卷，收入《幼幼新书》的医论324条、方1512首、灸法34条，分别占《幼幼新书》的医论26.7%，方19.8%，灸法16.7%，亦即保存有《幼幼新书》20%的内容，另收入《刘氏家传方》21首方剂。由于《幼科准绳》是至今流传较广，影响较大的明代儿科名著，对清代儿科学的发展有较大的影响，其收录的《幼幼新书》内容又广被后人引用，因而《幼幼新书》对清代儿科学仍有一定的影响，而且其影响及于近现代。清代的儿科名著《医宗金鉴·幼科心法》、陈复正的《幼幼集成》、沈金鳌的《幼科释谜》都收有《幼幼新书》的内容和《刘氏家传方》。《幼科准绳》又被辑入《古今图书集成医部全录》"儿科"，故亦收有较多《幼幼新书》的内容和《刘氏家传方》15方。近代谢观的《中国医学大辞典》收入了《幼科准绳》的大量词目，因而亦收有大量的《幼幼新书》内容和《刘氏家传方》19方。现代《中医大辞典·方剂分册》所收方剂，见于《幼幼新书》的有478方；

其所收《幼科准绳》词目295条，就有158方出自于《幼幼新书》。

此外，通过历代对《幼幼新书》的研究与整理，恢复了许多佚本，更正了不少文献中的错误。例如：《永乐大典》辑本《颅囟经》，即出自《幼幼新书》；聚珍本《小儿药证直诀》误辑《活幼口议》8方，误出银砂丸后七味药为凉惊丸；周学海校刊明人仿宋刻本《小儿药证直诀》混有《直指方》，非宋本之旧；阎孝忠非阎季忠，《续资治通鉴》有其纪事；《幼幼新书》中《疹痘论》是董汲以前的第一部痘疹专著，都是新发现的医史文献资料。

三、国外流传

《幼幼新书》明人影宋抄本和陈刻本传至日本，被视同"至宝"（见丹波元简明人墨书真本《幼幼新书》跋）。此外，援引入国外医学著作者，有日本丹波元坚《药治通义》《杂病广要》，亦广被援引入丹波元简的《脉学辑要》《救急选方》《医胜》。日本对此书研究颇为深入，杨守敬的《日本访书志》，冈西为人的《宋以前医籍考》，丹波元胤的《中国医籍考》，平冈嘉言的《方剂辞典》等书，都对《幼幼新书》做过一些重要的考评，这在中医儿科学史上是非常罕见的。

综上所述，刘昉是一位宋代杰出的政治家与医学家，在中医发展历史上有着重要地位。其以《幼幼新书》这部中医儿科巨著，为中医儿科学的传承与发展做出了不朽的贡献。刘昉总结和保留了宋以前医家的儿科学术思想与临床诊疗经验，构建了中医儿科学体系，明确了儿童的生理病理特点，重视以五脏为中心的儿科辨证系统，尝试以图注释脉，并为温疗学说的形成做出贡献。刘昉的学术思想及临证经验，丰富了中医学的理论体系，深入研究刘昉的著作，发掘其学术精华，必将对中医药研究和临床诊疗提供宝贵的借鉴。

刘昉

参考文献

一、著作类

［1］刘昉.幼幼新书［M］.陈履端编订.北京：中医古籍出版社，1981.

［2］许慎.说文解字［M］.北京：中华书局，1985.

［3］张仲景，王叔和.金匮要略方论［M］.北京：人民卫生出版社，2012.

［4］王冰.黄帝内经素问［M］.北京：人民卫生出版社，2012.

［5］撰人不详.颅囟经（陈修园医书七十二种本）［M］.上海：上海大文书局，1936.

［6］巢元方.诸病源候论［M］.北京：人民卫生出版社，1955.

［7］孙思邈.备急千金要方［M］.北京：人民卫生出版社，1955.

［8］孙思邈.千金翼方［M］.焦振廉，等.校注.北京：中国医药科技出版社，2011.

［9］王焘.外台秘要方［M］.王淑民，校注.北京：中国医药科技出版社，2011.

［10］王怀隐等编，田文敬等校注.太平圣惠方校注［M］.郑州：河南科学技术出版社，2015.

［11］赵佶.宋徽宗圣济经［M］.吴禔注，李顺保，程玫，校注.北京：学苑出版社，2014.

［12］钱乙.小儿药证直诀［M］.北京：人民卫生出版社，2016.

［13］唐慎微.重修政和经史证类备急本草［M］.北京：人民卫生出版社，1957.

［14］洪遵著，钱超尘考注．洪氏集验方考注［M］．北京：学苑出版社，2009.

［15］陈言．三因极一病证方论［M］．北京：人民卫生出版社，1983.

［16］脱脱．宋史［M］．北京：中华书局出版社，1982.

［17］滑寿．诊家枢要［M］．北京：中国医药科技出版社，2018.

［18］曾世荣．活幼口议［M］．北京：中医古籍出版社，1985.

［19］杨继洲．针灸大成［M］．北京：人民卫生出版社，2017.

［20］日本·丹波元坚．药治通义（聿修堂医书选）［M］．北京：人民卫生出版社，1983.

［21］日本·丹波元坚．杂病广要（聿修堂医书选）［M］．北京：人民卫生出版社，1983.

［22］陈复正．幼幼集成（影印本）［M］．广州：广东科技出版社，2014.

［23］萧源等．永乐大典医药集［M］．北京：人民卫生出版社，1986.

［24］郭霭春．黄帝内经素问语译［M］．北京：人民卫生出版社，1995

［25］卢嘉锡．中国科学技术史·医学卷［M］．北京：科学出版社，1998.

［26］刘成英．粤东桃坑刘氏家族史［M］．汕头：汕头大学出版社，2003.

［27］凌锡森，王行宽，陈大舜．中西医结合内科学［M］．北京：中国中医药出版社，2003.

［28］朱锦善．儿科心鉴［M］．北京：中国中医药出版社，2007.

［29］靳士英．岭南医药启示录［M］．广州：广东科技出版社，2012.

二、论文类

[1] 黄晓山 . 小儿指纹诊法起源略考 [J]. 上海中医药杂志，1962（12）：29.

[2] 陈代斌 .《保婴撮要》学术梗概 [J]. 山西中医，1988，4（1）：40–41.

[3] 张长民 . 宋代潮州刘昉《幼幼新书》在医史文献学上的贡献 . 韩山师专学报（社会科学版），1989：89–108.

[4] 黄攸立 . 小儿指纹诊法起源考辨 [J]. 中国医药学报 .1991，6（1）：46–48.

[5] 张长民 . 刘氏家传方辑校 [J]. 韩山师范学院学报 .1996，16（3）：58–67.

[6] 刘书奎 .《幼幼新书》引用医学文献考 [J]. 中华医史杂志，1998,28（3）：177–181.

[7] 方力行 . 古代中医对痢疾病证的研究 [J]. 长春中医学院学报，1999，15（2）：58–59.

[8] 陈代斌 .《太平圣惠方》儿科思想探要 [J]. 光明中医，2004,11（2）:4–6.

[9] 王治华 . 宋代儿科文献学术成就 [D]. 北京：中国中医研究院，2005.

[10] 李志庸，等 . 略论刘昉学术思想及其贡献 [J]. 天津中医学院学报，2006，25（1）：1–4.

[11] 朱锦善 . 惊风学说源流与学术争鸣（二）[J]. 中医儿科杂志,2007(3)：16–20.

[12] 朱锦善 . 惊风学说源流与学术争鸣（一）[J]. 中医儿科杂志,2007(2)：11–13.

［13］韩毅.宋代医学诏令及其对宋代医学的影响［J］中医文献杂志，2008
　　　（1）：4-7.

［14］杨照坤.泄泻病证的古今文献研究与学术源流探讨［D］.北京：北京
　　　中医药大学，2008.

［15］何欣怡.《黄帝内经》中的中医儿科学思想.长春中医药大学学报，
　　　2008，24（8）：355-357.

［16］李颖.中医胎毒思想研究［D］.杭州：浙江大学，2011.

［17］史焱，傅海燕.宋之前小儿惊风病名演变研究［J］.中医文献杂志，
　　　2015，33（4）：28-30.

［18］史焱.基于中医古代文献小儿惊风理论的研究［D］.辽宁中医药大学，
　　　2016.

［19］侯雅静，陈家旭，刘玥芸."望小儿指纹诊法"及其临床意义.中国中
　　　医基础医学杂志，2017，23（7）：909-910.

汉晋唐医家（6名）

张仲景　王叔和　皇甫谧　杨上善　孙思邈　王　冰

宋金元医家（19名）

钱　乙　刘　昉　陈无择　许叔微　陈自明　严用和
刘完素　张元素　张从正　成无己　李东垣　杨士瀛
王好古　罗天益　王　珪　危亦林　朱丹溪　滑　寿
王　履

明代医家（24名）

楼　英　戴思恭　刘　纯　虞　抟　王　纶　汪　机
薛　己　万密斋　周慎斋　李时珍　徐春甫　马　莳
龚廷贤　缪希雍　武之望　李　梴　杨继洲　孙一奎
吴　崑　陈实功　王肯堂　张景岳　吴有性　李中梓

清代医家（46名）

喻　昌　傅　山　柯　琴　张志聪　李用粹　汪　昂
张　璐　陈士铎　高士宗　冯兆张　吴　澄　叶天士
程国彭　薛　雪　尤在泾　何梦瑶　徐灵胎　黄庭镜
黄元御　沈金鳌　赵学敏　黄宫绣　郑梅涧　顾世澄
王洪绪　俞根初　陈修园　高秉钧　吴鞠通　王清任
林珮琴　邹　澍　王旭高　章虚谷　费伯雄　吴师机
王孟英　陆懋修　马培之　郑钦安　雷　丰　张聿青
柳宝诒　石寿棠　唐容川　周学海

民国医家（7名）

张锡纯　何廉臣　陈伯坛　丁甘仁　曹颖甫　张山雷
恽铁樵